协和医生答疑丛书

特纳综合征 112 个怎么办

主 编 潘 慧 朱惠娟 陈 适

中国协和医科大学出版社

图书在版编目（CIP）数据

特纳综合征112个怎么办／潘慧，朱惠娟，陈适主编．—北京：中国协和医科大学出版社，2017.1

ISBN 978 - 7 - 5679 - 0736 - 2

Ⅰ.①特… Ⅱ.①潘… ②朱… ③陈… Ⅲ.①特纳氏综合征—防治—问题解答 Ⅳ.①R596.1 - 44

中国版本图书馆 CIP 数据核字（2016）第 318219 号

协和医生答疑丛书

特纳综合征112个怎么办

主　　编：潘　慧　朱惠娟　陈　适
责任编辑：戴申倩　高淑英

出版发行　中国协和医科大学出版社
　　　　　（北京东单三条九号　邮编 100730　电话 65260431）
网　　址：www.pumcp.com
经　　销：新华书店总店北京发行所
印　　刷：北京玺诚印务有限公司

开　　本：710×1000　1/16 开
印　　张：8
字　　数：80 千字
版　　次：2017 年 4 月第 1 版
印　　次：2018 年 7 月第 2 次印刷
定　　价：28.00 元

ISBN 978 - 7 - 5679 - 0736 - 2

特纳综合征 112 个怎么办

主　编　潘　慧　朱惠娟　陈　适

编　者（以姓氏笔画为序）

王书畅　王林杰　王　欣　尤含笑　刘之慧　刘　洋

刘慧婷　许　可　阳洪波　杜函泽　李　冉　李佳宁

杨　华　杨莹莹　张沥元　张　昱　张　夏　周　翔

赵宇星　赵　峻　袁仙仙　徐　源　高晓星　唐　艳

翟天姝　潘周娴

序 言

　　北京东单北大街的银街是个闹中取静的地方，中国最著名的临床医院——北京协和医院也坐落于此，它是西医东渐的发源地，所以有人说一部北京协和校史就是半部中国现代医学史。创建于1958年的北京协和医院内分泌科，是中国最早建立的内分泌专科，北京协和医院内分泌科对于矮小症的诊治也历史悠久。其中，特纳综合征是一种非常特殊的矮小症类型，其诊断、治疗和随访都有其需要注意的地方。本书由北京协和医院内分泌科临床医师编写，总结了100余条特纳综合征的相关问题，内容较为实用。我希望本书能成为一个"引子"，引导特纳综合征患儿的家长进一步阅读相关资料，对孩子的恢复和融入社会有所助益。

潘　慧

2017.01.06 于北京协和医院

前 言

　　如果说生命是大自然美丽的发明，那么性别就是大自然最奇妙的发明。借助性别，遗传物质可以更高的频率传承与变异，使生物进化也越来越容易适应环境。人类的性别是由性染色体所决定。但是，造物主造人的时候并非是完美的，性别也是这样。特纳综合征就是一种性染色体缺失或者异常而导致的疾病。特纳综合征患者是不幸的，她们可能有身材矮小、性发育异常、自身免疫性疾病发生率增加等一系列问题，所以特纳综合征患者父母也面临如何面对、关心、喂养、治疗和帮助孩子的问题。为了帮助特纳综合征患者家庭，我们组织了以北京协和医院内分泌科为主的相关专家学者共同编写了这本科普读物，本书总结了100余条特纳综合征的相关问题，希望对内分泌科医师临床工作及特纳综合征家庭有所助益。

　　在编写中，我们吸纳了国内外众多专家学者的研究成果，得到了本科各位前辈的热心指导，在此，谨向大家表示衷心感谢！

　　诚然，编者的临床经验和水平毕竟还有不足，书中难免存在缺陷，甚至错误，恳请读者提出宝贵意见和建议，让我们能更好的为每一位读者提供更多的帮助。

编　者

2017.01 于北京协和医院

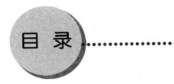

目 录

特纳综合征

染色体与基因

特纳综合征与身高

特纳综合征与青春期

特纳综合征与甲状腺

特纳综合征与代谢综合征

特纳综合征与心血管系统

特纳综合征与视觉

特纳综合征与骨骼

特纳综合征与认知

特纳综合征

1. 什么是"特纳综合征"？

1938 年，美国亨利·特纳医生首次报道了一组症状，当时鲜为人知。患者通常会呈现生殖器官发育不全伴有手肘外翻、蹼状颈、身高和体重发育迟滞等。此后这一系列症状的报道陆续增多，直到 1959 年被证实这是由于染色体畸变所致。因为是特纳大夫最先报道的，故以他的名字命名了这一综合征，称之为特纳（Turner）综合征又称先天性卵巢发育不全，是一种先天性染色体异常所致的疾病。它是由于 2 条性染色体中的 1 条或其中 1 条缺失引起的（正常人有 46 条染色体，其中 2 条是性染色体）。一般女性有 2 个 X 染色体，这对女性特征的发育十分重要，但特纳综合征患者比正常女孩少了一条 X 染色体，或者其中一个 X 染色体结构异常，如 X 染色体长臂或短臂缺失，也有嵌合型，常见核型为 45X，46XX，还可能伴有 Y 染色体核型。特纳综合征在活产的女婴中约占万分之四，其发生率低主要是因为 X 单体的胚胎不易存活。也就是说得了特纳综合征而又能活着出生的孩子很难得，她们多已经胎死腹中或流产。

2. 何谓"综合征"？

事实上，在 1930 年奥托·乌尔里希医生已经描述了身材矮小，当双上肢并拢向前伸直，同时双掌心向上时，双前臂有向外翻的倾向（肘外翻），乳房发育和月经周期缺失，颈蹼的病例，但当时并没有提出这些特征可能是一种疾病的多种表现，后来发现这些临床特征总是集合在一起出现时，就想到了综合征（syndrome）这个词。在生病的过程中，当出现一个症状时，同时会伴有另外几个症状，这一组症状有某种程度的固定搭配，将其统一起来进行观察则称为综合征。一个综合征的各种症状可看作是由一个基本原因所引起，亦称"症候群"。代表一些相互关联的几个器官同时发生病变或功能紊乱从而出现一群症状。"综合征"具有两项内涵：一是"综合征"不是一个独立的疾病，而是一组"症候"；二是每个"综合征"都有几项基本特征。

3. 特纳综合征有哪些症状，每种症状的发生概率有多大?

特纳综合征可以引起多种体征，患者间的表现差异较大，可有下列体征和畸形中的几种或多种。其具体表现将在下文中为大家详细讲述。

表　特纳综合征的症状和发生概率

症状	概率
盾形胸、乳头间距增大	60%~80%
外耳轻度变形、低位耳	40%~50%
眼皮下垂较少见、内眦赘皮	20%~40%
口腔、颌面部发育异常	30%~40%
颈蹼	60%~80%
肾脏异常	30%~40%
卵巢发育不良	80%~100%

续表

症状	概率
心血管系统异常	40%~50%
毛发、皮肤、指甲异常	60%~80%
骨骼发育异常	40%~60%
生长发育异常	80%~100%
智力、行为异常	60%~70%

4. 特纳综合征患者还可能有哪些健康问题？

其他主要的健康问题：青春发育缺失，不孕，习惯性流产，耳部容易感染，高血压，高胆固醇，肝酶增高，听力损坏，除此之外，出现甲状腺功能减退症、肥胖、糖耐量减低甚至糖尿病，炎症性肠病的风险增加。另外患者可能在社会化能力、视觉和空间想象力、计算能力和注意力方面会较正常人差。在完成数学难题，理解面部表情或者复制几何图形等方面能力不足。关上一扇门的同时，往往意味着另一扇窗会为你打开，有些特纳综合征的孩子在文科方面会有着超凡的表现。

5. 如何检测特纳综合征患者的染色体？

由于染色体可以用特殊的染色剂染色，我们可以通过观察不同宽度的条纹区带来测量和计算，从而来确定染色体的排序和结构以及染色体是否有基因缺失。特纳综合征是由于体内的一部分或全部细胞的 1 条 X 染色体全部或部分缺失所引起的，且缺失的染色体永远不能修复。大约 60% 特纳综合征患者，性染色体中的一条完全的丢失，另外 15% 的患者体内一些细胞有着正常的染色体，剩下的 25% 患者，虽然有两条染色体，但是其中的一条是不完整的或出现了变异。

6. 在胎儿期特纳综合征就可以被检测出来吗？

在胎儿期可通过羊膜穿刺或取胎儿周围的羊水，来发现染色体的问题，做出特纳综合征或者其他家族遗传性疾病的诊断。羊膜穿刺前可进一步行胎儿超声检查，若显示下列一个或多个方面表现，则可能提示特纳综合征的存在：①胎儿发育不良；②颈部区域出现多余的皮肤或者半透明样的液体积聚，提示颈部囊状淋巴瘤；③在超声图像上表现为胎儿全身皮下组织广泛水肿，呈低回声带，似在胎儿全身"穿上"了一层厚厚的"太空衣"，此即为"太空衣水肿症"；④心脏畸形；⑤肾脏畸形；⑥母亲有一个不正常的"三重或四重屏障"，血液检测措施可检测出相关物质，从而判定胎儿的某些健康问题。以上的异常表现中，胎儿水肿和心脏畸形可以产生严重健康后果，其他异常表现大部分不会对胎儿的发育造成严重伤害。一旦做出特纳综合征的产前诊断后，可以咨询遗传咨询师或者遗传学家，对于胎儿出生后的健康问题，比如儿童时期和成人时期的治疗可以咨询儿科内分泌专家。

7. 特纳综合征是父母遗传给胎儿的吗？

实际上胎儿发育过程中出现染色体异常是很常见的事情，占到早期流产原因的一半以上，其中20%为特纳综合征。本病的发生是由于减数分裂时卵子或精子的性染色体不分离，或出现其他异常分离，使一个无性染色体的卵子与带有X染色体的精子结合，或由一个带有X染色体的卵子与一个无性染色体的精子结合而成。一条性染色体或X染色体部分缺失是随机发生的，并不一定是父母造成的，因此父母不必过于自责，甚至父母的年龄都不是孩子患特纳综合征的危险因素。

染色体与基因

8. 人体最基本构成是什么呢？

细胞就像是组成人体的"砖块"，我们的器官和组织拥有数以万计的这种砖块（如心脏、肌肉、骨骼、肾、大脑、肝、脂肪）。细胞就像信使，它能传送信息，告诉器官如何表现或实现功能，让器官执行其特殊的工作。那么细胞的信息又从何而来呢？那就是储存在几乎所有的细胞里面的染色体以及染色体上承载的基因。上面讲述了很多关于染色体和基因的种种，那么它们究竟是什么呢？特纳综合征与它们又有着什么样的联系呢？

9. 什么是染色体？

1883 年，鲁克斯（W·Roux）首次观察到细胞核内能够被碱性染料着色成丝状体，而后人们称这种丝状体为染色体（英文：chromosome；希腊文：chroma＝颜色，soma＝体），顾名思义，就是可被碱性染料着色的小体。染色体由 DNA、少量 RNA 和蛋白质构成，其形态和数目具有种系的特性。在平时不分裂的细胞中，染色体以染色质丝形式存在。在细胞长大成熟后要分裂、增殖的时候，染色质丝会螺旋化、折叠、包装成为染色体，就成了显微镜下可见的具有不同形状的小体，它是遗传物质基因的载体。

10. 人类染色体是什么样的？

1956 年美籍华裔遗传学家 Joe HinTjio（庄有兴）等人明确了人类每个细胞有 46 条染色体，46 条染色体按其大小、形态配成 23 对。这些成对的染色体，一个来自母亲，另一个来自父亲。其中第一对至第二十二对称作常染色体，为男女共有，第二十三对是一对性染色体，即 X 染色体和 Y 染色体。含有一对 X 染色体的受精卵发育成女性，而具有一条 X 染色体和一条 Y 染色体者则发育成男性。这样，对于女性来说，正常的性染色体组成是 XX，男性则是 XY。

11. 染色体的作用是什么？

染色体就是一个密码书，这本密码书里每一页都有身体每个部分发生、成长的指令，就像基因的最小信息单元，上面记录着一个人的某一性状或特征，如让我们的头发和眼珠成为黑色，让我们的双手有五个手指等。我们的 46 对染色体涵盖了大约 25000 个基因，其中 X 染色体涵盖了约 1400 个基因。

12. 遗传学术语中的"表型"是指什么？

表型一词是由丹麦遗传学家 W. L. 约翰森于 1911 年提出的。是指个体形态、功能等各方面的表现，如身高、肤色、血型、甚至性格等，就是说个体的外表行为表现和具有的行为模式。表型涉及我们可以观察到的东西，如眼睛的颜色、身高、音乐能力或者是我们可以测量的东西，如血液中的胆固醇。表型不完全是由于遗传和基因决定的，也可受到环境的影响，如教育、生活经历、饮食、药物等等。

13. 特纳综合征患者的染色体怎么了？

二倍体生物的每一个正常配子即精子或卵子所包含的全部染色体，称为一个染色体组，例如，正常人配子的染色体组含有 22 + X 或 22 + Y 称单倍体。受精卵是由一个含有一个染色体组的精子和一个含有一个染色体组的卵子结合而成的。因此，受精卵发育形成的个体具有两个染色体组，称二倍体。正常女性染色体组型为 46，XX，卵巢发育必须具有两条 X 染色体的全部基因，其中防止身材矮小和颈蹼的基因位于 X 染色体的短臂上。性细胞分裂时，由于某种原因，导致性染色体不分离，其中一个细胞没有 X 染色体，另一个细胞有 2 条 X 染色体；或在分裂过程中，X 染色体短臂断裂或丢失。性染色体数目或结构异常，即可出现卵巢发育不全综合征，形成临床上的先天性生殖腺发育不全或特纳综合征。

14. 什么是染色体镶嵌现象？

在胚胎发育的任何时期一条性染色体丢失了，如果受影响的只是那个细胞，这种情况称之为镶嵌现象。当我们完成一个染色体核型检查，我们可在很多细胞看到染色体，我们会说46XX占多少比例，45X占多少比例。例如，如果我们查找30个细胞（这是通常情况下我们分析的数目），只有15个细胞有45X，剩下的其他细胞全部为46XX，我们会说有50%单倍体染色体，标记为46XX［15］/45X［15］。当镶嵌现象在46XY胚胎的X染色体丢失所引起时，会造成一个患者有着45X/46XY染色体核型。对携带45X/46XY染色体核型的女孩，建议把生殖腺切除，目的是阻止性腺肿瘤发生。这也有助于阻止雄性激素的进一步影响。

？ *15.* 什么是染色体检查？

染色体检查是用外周血在细胞生长刺激因子——植物凝集素（PHA）作用下经37℃，72小时培养，获得大量分裂细胞，然后加入秋水仙素使进行分裂的细胞停止于分裂中期，以便染色体的观察；再经低渗膨胀细胞，减少染色体间的相互缠绕和重叠，最后用甲醇和冰醋酸将细胞固定于载玻片上，在显微镜下观察染色体的结构和数量。正常男性的染色体核型为44条常染色体加2条性染色体，即X和Y，检查报告中常用46，XY来表示。正常女性的常染色体与男性相同，2条性染色体为X和X，常用46，XX表示。46表示染色体的总数目，大于或小于46都属于染色体的数目异常。缺失的性染色体常用O来表示。

16. 我们可以通过哪些途径获得染色体?

染色体排列成对按大小从最大到最小,分别 1 至 22 号进行编号,性染色体编号为 23,称为一个染色体核型,医生正是通过染色体核型分析来证实特纳综合征诊断的。最常做的是抽血检查,染色体核型亦可从宫内发育中的胎儿周围的羊水中获取,或是取自于口唇部一片皮肤细胞。然后用显微镜把细胞扩大至少 1250 倍,来观察细胞的染色体。

17. 什么是基因?

基因(遗传因子)是遗传的物质基础,是具有遗传效应的 DNA 分子片段。基因通过复制把遗传信息传递给下一代,使后代出现与亲代相似的性状。人类大约有几万个基因,储存着生命孕育生长、凋亡过程的全部信息,通过复制、转录、翻译,完成生命繁衍、细胞分裂和蛋白质合成等重要生理过程。形象地说,基因是生命的密码,记录和传递着遗传信息。生物体的生老病死,一切生命现象都与基因有关。它同时也是决定人体健康的内在因素,与人类的健康密切相关。科学家们认为,通过对每一个基因的测定,人们将能够找到新的方法来治疗和预防许多疾病,如癌症和心脏病等。

18. 基因是怎样发挥作用的?

基因是由 DNA (脱氧核糖核酸) 组成的, DNA 是用于下达必要的指示来引导信息和身体功能运作的化学物质。也许你已听说过遗传密码, 它们是 4 种化学物质 (核苷酸) 分别以 A、T、C、G 4 个字母表示, 它们在每个染色体中串成两股长链。每条都是互补的, 相互配对的。DNA 一个重要的特性是: 对于它本身的结构, 它可以作为一个模板来复制自己, 这点是很重要的, 因为在细胞分裂时, 必须使每个 DNA 分子的精确副本能够传递给子细胞。染色体和基因是父母遗传给我们的, 他们构成了将父母的特性转移到后代的基础。

19. 基因丢失或缺陷给我们带来哪些影响?

所有人都会有一些基因丢失 (基因剔除) 或缺陷 (基因突变), 甚至出现副本 (基因重复) 的现象。就像这本书, 要是缺了一页, 一页内容错了, 内容先后顺序错了或是重复了一页内容, 那读者们可能就读不懂或者从书上领悟了错的知识。而基因出了错就会影响蛋白质, 蛋白质出现了差错之后整个人就会受到影响。基因出现差错可以引起严重的疾病如癌症。如果你吃的不科学或运动的不好的话, 它也会让你更容易超重。基因出错有时来自我们的父母, 换句话说, 他们存在于卵子和精子; 有时他们发生在出生之前即在胚胎及胎儿这一时期, 将伴随其一生。

特纳综合征与身高

?

20. 影响孩子生长发育的因素有哪些?

影响人们身高的因素是多方面的,有先天性因素,如种族和遗传。其次,影响身高的还有后天性因素,例如,地理气候、营养、伤病情况以及体育锻炼等。每个人都有与生俱来的遗传基因编码,身体的生长与发育都受到基因的调控,而激素、环境、营养、疾病等多种因素均能影响生长基因的表达。总而言之,人的最终身高是由多个因素和环节共同作用的结果。其中的某一项出问题都可能导致身高潜能无法完全发挥。

?

21. 遗传因素对孩子的身高有何影响?

遗传的物质基础是染色体,染色体上的许多基因承载着生长发育过程中的生命密码。但是遗传效应受到环境条件的影响,目前遗传对于身高的准确影响还没有确切的证据,但是一般来说,在良好环境中成长的儿童,其成年人身高在很大程度上取决于遗传。国外有研究认为,儿童在良好的社会环境中成长至成人,其最终身高与父母身高之间的相关系数为 0.75。这就意味着身高不高的父母很可能他们的孩子就比别人矮一些。这同样适合于患有特纳综合征的女孩。

22. 特纳综合征是如何影响患者身高的?

目前研究认为特纳综合征患儿之所以会影响身高，其根源就在于一个叫 SHOX 的基因，也就是矮小同源盒基因（short stature homeobox-containing gene）。人体生长发育是多因素相互作用的复杂过程，基因因素可占到 70%~80%，其中 SHOX 是致矮小的主要基因之一。SHOX 基因位于X、Y 的拟常染色体区域（pseudoauto-somal region，PAR1），其编码蛋白作为转录激活因子在促进生长中起重要调控作用。特纳综合征患者存在X 染色体的缺失或异常，93% 仅有单个 SHOX 等位基因，其余的患儿可检测到 SHOX 等位基因失衡，这两种情况均可以使 SHOX 编码蛋白数量减少，引起身材矮小或同时存在骨骼畸形。

23. 特纳综合征会影响到婴儿的生长发育吗?

宫内胎儿的生长受到母亲、胎盘、胎儿本身等多种因素的影响。特纳综合征的新生儿常发生宫内生长受限（宫内的异常生长）。目前特纳综合征胎儿生长受限的准确病因尚不清楚，可能与染色体异常的类型有关。另外特纳综合征还会影响婴幼儿时期的生长，过去认为特纳综合征女孩只是在儿童时期长得慢，但最近的研究指出早在不到 1 岁的婴幼儿时期，生长速度缓慢就开始显现了。宫内生长受限和婴幼儿时的生长不良都将可能导致一些不良影响，例如，心脏、胃肠道及肾脏的异常。

24. 特纳综合征患者哪几个阶段的生长发育可能受到影响?

特纳综合征患者主要有两个阶段的生长发育会受影响。第一个阶段是在儿童时期生长开始时的生长延迟，第二个阶段是贯穿于儿童和青少年时期生长速度的减慢。生长速度指的是孩子在一年内生长的厘米数，儿童时期的生长速度我们形象地称之为井喷式生长，这一时期一般出现在儿童6个月到1岁时。特纳综合征患者的这种井喷式生长开始得晚一些，最大生长速度也要比同龄女孩低一些，从1~2岁每年身高增长约10cm，2~3岁每年身高增长约8cm，3~10岁每年增长5~6cm。由此可见，特纳综合征患者整个儿童时期的生长速度是逐渐减慢的。

25. 特纳综合征女孩会出现青春期快速生长发育吗?

青春期是人体生长发育的第二个高峰，也是青少年生理发育和心理发展急剧变化的时期，是童年向成年过渡的时期。在我国，一般把12~18岁这一年龄段看作是青春期。一般情况下，女孩青春期要较男孩提早1年左右，从乳房开始发育到月经初潮，继而腋毛、阴毛长出，骨盆变大，全身皮下脂肪增多（尤其胸部、肩部等），形成女性丰满的体态，这一过程大约需2~3年。男孩则长出胡须，喉结突出，声音低沉，肌肉骨骼发育坚实，形成男性的魁伟体格。

女孩通常在青春期有她们的青春生长井喷期（一般在10~12岁），

在这一时期平均每年生长 9cm。然而大多数患特纳综合征的女孩没有充足的性激素，这导致的结果就是她们没有典型的青春生长井喷期。也就是说，她们的生长速度将显著低于同龄人。显而易见，特纳综合征女孩们的最终身高会比一般的成年女性矮得多，一般情况下未经治疗的特纳综合征患者平均身高为 144cm，比全国女性平均身高 160.6cm 要低 16.6cm。

26. 生长激素在成长的过程中起什么作用？

生长激素对人的身高起着重要作用，它是大脑中腺垂体细胞分泌的一种蛋白质。生长激素能够促进生长期的骨骺软骨形成，促进骨及软骨的生长，从而使躯体增高。同时生长激素能让人长得更结实，它可促进蛋白质合成，增强对钠、钾、钙、磷、硫等重要元素的摄取与利用，同时通过抑制糖的消耗，加速脂肪分解，使能量来源由糖代谢转向脂肪代谢。若在幼年时生长激素分泌不足，会导致生长发育迟缓，身体长得特别矮小，称"侏儒症"；相反生长激素分泌过多也不是什么好事，这样会引起全身各部过度生长，骨骼生长尤为显著，使身材异常高大，称"巨人症"。

27. 甲状腺激素会影响到孩子的生长发育吗？

甲状腺激素由位于颈部的甲状腺产生，可能有些人并不熟悉甲状腺，但"大脖子病"大多数人都不陌生，"大脖子病"就是甲状腺肿大。甲状腺激素有很多重要的作用，如促进新陈代谢和发育，提高神经系统的兴奋性，呼吸、心率加快，产热增加等。在生长发育方面它同生长激素一样对骨骼的生长发育发挥着重要作用，它主要促进骨骼、神经系统和生殖器官的生长发育。曾有人做过这样一个动物实验：在切除蝌蚪的甲状腺后，蝌蚪停止生长发育，无法变成青蛙。如果在水中加入适量的甲状腺激素后，这些蝌蚪们又可以恢复生长，继续长成青蛙。另外要是没有甲状腺激素，垂体产生的生长激素将不能发挥作用，而且甲状腺激素缺乏时，垂体生成和分泌的生长激素也将减少。

所以先天性或幼年时缺乏甲状腺激素会引起呆小症，这些患儿的骨生长停滞而身材矮小，上、下半身的长度比例失常，上半身所占比例超过正常人。特纳综合征女孩往往处于一种甲状腺激素分泌不足的高风险中，文献报道20%~40%特纳综合征患者出现甲状腺功能异常。另有报道称24%的特纳综合征患者出现甲状腺功能减退，2.5%的患者出现甲状腺功能亢进，且42%的患者甲状腺自身抗体阳性。一项针对228例特纳综合征患者随访5年发现，患者甲状腺功能减退的年发生率约为3.2%。所以患有特纳综合征的女性都应该例行做甲状腺功能方面的检查以确保甲状腺激素水平的正常。

28. 性激素会影响到孩子的生长速度吗？

青春期的启动是以性激素的产生增加为标志的，这些激素包括雌激素、孕激素、雄激素等。男孩和女孩都可以产生不同比例的雌性和雄性激素，两种激素都有助于维持青春期的井喷式生长速度的正常，在此期间也有助于骨骼的成熟。低水平的雌激素有助于生长，然而高水平的雌激素会导致软骨和骨骺过早的愈合或关闭，这样长高的余地就少了。一旦完全的关闭，也就意味着生长将会停止。这也就是为什么刚开始雌激素补充治疗的时候要给予小剂量，为的就是不至于引起骨骺的过早闭合。

雌激素对乳房、卵巢的发育及其他女性第二性征的出现也是必需的，由于特纳综合征女孩们没有足量的雌激素产生，因此，需要雌激素的补充来完成青春期的发育。一般特纳综合征女孩在大约 12 岁时候要开始给予雌激素补充治疗，逐渐地增加剂量来帮助完成青春期的发育。

29. 你了解生长激素治疗的历史吗？

用生长激素的方法来治疗身材矮小开始于 20 世纪 50 年代末期，最初生长激素是从人类尸体的垂体中提取出来的，但潜在的传染病和产量小等问题，这种方法在 1985 年被停止。然后人们就开始探索在实验室用复杂的技术合成生长激素，设计生产合成的生长激素从外观和作用上与人的生长激素相似。生长激素对增加特纳综合征患者最终成人身高有着肯定的效果，据统计，用生长激素治疗的特纳综合征女孩平均可达到 150cm，通常要比没有用生长激素治疗的最终身高高出 5 ~ 10cm。

30. 生长激素什么时候、如何使用最合适？

一旦发现孩子的身高比正常儿童身高的平均值低2个标准差，或者身高小于该人群儿童身高的第3百分位（附表1）的特纳综合征女孩应该考虑用生长激素治疗。一般认为用生长激素治疗越及时，患者身高越早得到改善，最终身高越理想。由于生长激素往往是在夜间达到峰值，为此要尽力做到模仿人体生长激素自然的生产和分泌。使用时提前15～20分钟将药从冰箱取出，静置，然后在临睡前0.5～1小时给予皮下注射。注射器要容易和方便使用，特纳综合征女孩自己或她们的家长要学会如何在家里自行注射，另外每次注射部位要与上次注射部位间隔2厘米以上，避免短期内重复注射引起皮下组织变性。

31. 使用多大剂量的生长激素进行治疗是合适的？

人们研究使用不同剂量的生长激素，来确定多大剂量对身高有最大的益处，同时又不至于引发太多的不良反应，当前的推荐剂量为0.375 mg／(kg·w)（每周每千克体重0.375mg），这个剂量比生长激素缺乏引起的身材矮小患者所使用的剂量要大一些。一般1天给予1次，每周6～7次。特纳综合征女孩用生长激素治疗后应该每3～6个月来医院检测1次，好让医生根据身高、体重、生长速度等指标在剂量方面做出调整。

32. 生长激素治疗维持到什么时候呢？

特纳综合征女孩进行生长激素的治疗要维持到生长速度减少到每年小于2cm，骨龄在13或14岁左右。若在生长激素治疗过程中出现严重不良反应或者已经达到满意的身高，也可适时停止生长激素治疗。骨龄说白了就是骨骼年龄，人的生长发育可用两个"年龄"来表示，即社会年龄（日历年龄）和生物年龄（骨龄），这两个年龄不一定会相符。要想知道你还能不能长高当然需要看的是生物年龄，也就是骨龄。通常需要拍摄人左手（非惯用手）手腕部的X线片，医生通过X线片观察左手掌指骨、腕骨及桡尺骨下端的骨化中心的发育程度，来确定骨龄。

正常情况下，女孩的骨龄平均达到12.7岁即将出现月经来潮，而月经出现后不久骨骺就会开始融合，当骨龄接近于14岁时就差不多完成融合了。然而骨龄还与雌激素水平有一定的相关性，不一定与实际的年龄相符，因为特纳综合征女孩自身雌激素水平不足，所以骨骺融合偏晚。所以很多超过14岁的特纳综合征女孩应用生长激素仍可继续生长。

33. 生长激素治疗过程中可能出现什么副作用？

在知道了生长激素的种种治疗效果之后，大家最关心的莫过于它的副作用了吧？生长激素作为人体内正常分泌的一种激素，当它缺乏时我们以外源的生长激素作补充以达到体内正常的量，因此自从生长激素应用于临床以来就很少报道有严重的副作用。但是我们应用的生长激素毕竟是外源性的，偶尔也会出现副作用，但这些表现往往呈一过性，停药后就会随之消失。主要表现在如下几方面。

（1）过敏、全身瘙痒、注射部位发红等反应。

（2）偶见有呕吐、腹胀、腹痛等胃肠道反应、水肿、头痛、注射部位皮下脂肪萎缩、镜检见血尿等。

（3）若急性过量，开始可导致低血糖随后产生高血糖，长期过量可导致肢端肥大症的症状及体征。然而特纳综合征的孩子不管是否接受生长激素治疗，都有发展为糖尿病的风险。为此她们要在医师们的指导下定期检查，同时要保持健康的饮食和积极的生活方式。

（4）股骨头滑脱是生长激素治疗可能引起的另外一种不良反应，这里指的是因骨骺脆弱引起骨骺滑离其正常位置，常因生长激素过量引起。可表现为臀部疼痛，膝部严重的疼痛或跛行，如果出现这些症状要及时拍 X 线片以确定诊断，并停止应用生长激素。

（5）生长激素治疗可能会增加目前痣的数目和大小，尽管到目前为止还没有生长激素有促使痣向皮肤癌转化的记录，但应该注意定期检测这些痣的大小及颜色的变化。

应用生长激素和其他药物一样，也没办法保证绝对安全。就像您坐飞机，虽然它是目前最安全、事故率最低的交通工具，也不能绝对保证您安全到达目的地一样。若只去关心副作用，不去关心它的作用，那样大家都不必看病吃药了。在这问题上切勿"因噎废食"。

34. 什么情况下不适宜使用生长激素呢？

生长激素虽说安全但并非人人都适用，比如那些正在忍受巨人症与肢端肥大症折磨的患者、腕管道综合征严重且无法根治的患者、脑垂体腺瘤患者或是良性肿瘤造成生长激素分泌过剩的患者，以及其他肿瘤及疑似肿瘤的患者，糖尿病患者应当在严密监测下慎用。另外生长激素也不是什么时候想用就能用的，有些心急的家长当孩子还抱在怀里的时候就跑来要打生长激素，而有些家长却因错过生长激素治疗的最佳时间而后悔不已。虽然不能过早打生长激素，但一旦确诊需要打的话还是宜早不宜晚，一般4~6岁开始治疗较为合适。因为年龄越小，剂量越少，效果越好。青春期后滥用生长激素会有导致肢端肥大症的风险，或使身体其他部分如手指、脚趾、头盖骨与鼻子的不正常生长。肢端肥大症的症状包括颊骨突出、下颚突出，皮肤粗糙，头发增加及鼻子、嘴唇、舌头或前额变大。换而言之，骨头纵向生长的潜力将尽，此时给予过多的生长激素会使骨头横向生长。

35. 生长激素使用时需要注意些什么？

注射前准备：

（1）睡前0.5~1小时注射。

（2）注射前15~20分钟将药从冰箱取出，静置。

（3）准备物品。

（4）选择合适体位（坐位或屈膝卧位）和注射部位。

通常采用皮下注射，因为此种注射会比肌内注射带来更高的血药浓度。部位多采用脐周皮下注射，因为此处的脂肪较多、血运丰富、皮下皱褶较多，故吸收会更好更快；且脐周神经分布较少，会减轻疼痛。

注意事项：

（1）注射部位轮换，每次注射部位要与上次注射部位间隔2厘米以上，避免短期内重复注射引起皮下组织变性。

（2）注射部位消毒不得重复，待酒精完全挥发后再注射。

（3）分散患者注意力，取合适体位，注射时"二快一慢"——进针、拔针快，推药慢。

（4）每次注射完后，谨慎处理医疗垃圾并毁形。

（5）如果进针角度太小，会导致注射位置过浅，注射后会出现皮下鼓包，一旦出现鼓包现象，不要做处理，让人体自行吸收。

36. 雌激素替代疗法对特纳综合征女孩的身高改善有帮助吗？

在大多数特纳综合征患者中，应用雌激素替代治疗是必要的，这是为了使她们在青春期能够顺利发育。另外雌激素对骨骼的生长、融合也起重要作用。过去认为过早接受雌激素治疗可能会因雌激素加速骨龄成熟，缩短生长时间而减缓身高增速，降低成年身高。但是最近的观点建议在患者应用生长激素治疗下生长速度平稳，心理状况良好，可以考虑

12 岁开始同时应用雌激素替代治疗。这样就可以使特纳综合征女孩能够和她们的同龄人在几乎一样的时间里开始青春期发育，这对她们日后的心理发展以及获得足够的社会幸福感非常重要。Ross 等研究报告显示：早期低剂量雌激素治疗联合尽早的生长激素治疗，特纳综合征患者的最终身高可达最大化。但是目前关于应用剂量以及个体差异等问题尚未达成共识，有待更多人参加研究，予以明确。

特纳综合征
与青春期

37. 青少年青春期都会发生哪些变化呢?

青春期是人体由不成熟发育到成熟的转化时期，也是一个孩子由儿童到成年的过渡时期。一般来说，女孩子进入青春期比男孩子要早，约从9.5岁开始，而男孩子则从11.5岁才开始。不过由于发育时间以及个体差异很大，通常把10~19岁这段时间统称为青春期。这一期间，不论男孩或是女孩，不论是生理还是心理都发生许多巨大而奇妙的变化。

女孩儿们的青春期一般在10~18岁。随着青春期的到来，全身生长迅速，逐步向成熟过渡。卵巢发育与性激素分泌的逐步增加，生殖器官各部位也有明显的变化，我们将此称之为第一性征。而除生殖器官发育以外，女性所特有的征象也开始逐渐显现，例如，音调变高，乳房丰满而隆起，出现腋毛及阴毛，骨盆横径的发育大于前后径的发育，胸部、肩部的皮下脂肪增多，也就是所谓的第二性征，此时女孩显现了女性特有的体态。

另一个青春期开始的重要标志是月经初潮，由于卵巢功能尚不健全，故初潮后月经周期也无一定规律，经过逐步调整慢慢接近正常，形成周期。

男孩儿们在青春期除了身高、体重迅速增加外，主要是第二性征发育，如声音变粗，胡须和腋毛开始长出。生殖器官也逐渐向成熟的方面发展，长出阴毛，睾丸和阴茎增大，性腺发育成熟，并开始有遗精现象。性格上也变得成熟、老练、稳重和自信起来，不再像小孩那样幼稚和无知了。

很显然，顺利地渡过青春期对孩子们来说无疑是一件十分重要的大事。

38. 特纳综合征女孩儿们的青春期是怎样的呢？

卵巢的发育和功能的正常体现是受位于 X 染色体上的基因所调控的，一个正常的卵巢会有很多未成熟的卵子在女性的一生中逐渐地丢失，这种丢失甚至在女孩出生的时候就开始了，在女孩一生中它一直缓慢的持续 30～50 年，当所有的卵子都丢失的时候此时将会进入绝经期。这种卵子丢失的过程会在所有的女性身上出现，当然也包括特纳综合征女孩，只不过这个过程会加速。特纳综合征女孩由于 X 染色体异常导致她们中大多数卵巢不能正常生长和发育，卵巢呈条索状纤维组织，既没有原始卵泡也没有卵子，或者在出生的最初几年大部分的卵子已经消耗殆尽。由于女孩青春期需要雌激素来推动，而雌激素是由卵巢产生的，所以不少特纳综合征女孩需要足够的外源雌激素治疗来帮助启动和完成青春期。

但并非所有特纳综合征女孩都如此，研究表明在多达 20% 的女孩中卵巢能够存在一定程度的功能，分泌的雌激素的量足以启动乳房的持续发育和月经，甚至有些患者是在怀孕产检时才发现自己患有特纳综合征。这种现象多在携带有镶嵌核型的女孩中出现，而在 45X 核型中很少见。

39. 雌激素对特纳综合征女孩的发育起哪些作用？

雌激素除了在青春期刺激乳房、子宫及阴道发育以外，雌激素对女性的其他器官的发育也起到非常重要的作用。首先，雌激素会促进骨骼强壮，在今后的生活中可以最大限度地减少发生骨质疏松和骨折的风险；其次，雌激素可以促进脂肪和胆固醇的代谢，缺乏雌激素会增加女性心血管疾病的发病风险；雌激素对性功能也有重要作用，雌激素缺乏会引起阴道干涩不适，影响日后的性生活和生殖；另外雌激素还可以增加记忆力，增加皮肤弹性和减少结肠癌的风险等。

对于特纳综合征的女性来说，雌激素治疗能带来诸多方面的益处。雌激素会促进特纳综合征女孩的乳房和子宫的发育以及增加骨骼强度；雌激素会增加她们文字和非文字的记忆力以及文字处理能力。此外，雌激素对于心理的间接治疗也不容小觑，特纳综合征女孩们在接受雌激素治疗后，使得她们能够与同龄女孩一起经历青春期一样体验身体发育带来的改变。显而易见这对特纳综合征女孩增加自尊感，提升生活质量非常重要。

40. 雌激素替代疗法最合适的年龄段是什么时候？

医生主要依据血液中的 FSH（卵泡雌激素）水平对特纳综合征女孩是否需要雌激素治疗进行评估。FSH 在大脑的垂体中产生，它会命令卵巢释放雌激素，若卵巢没能按命令来释放相应的雌激素，发布命令的 FSH 自然就不断地增多，这也就提示卵巢发育不良或者说青春期还没有开始。如果到 12 岁或者 13 岁时还没有自发的青春期表现，血中的 FSH 指标又较高，此时就应当启动雌激素治疗了。一般的情况下推荐启动雌激素治疗不超过 15 岁。

至于准确的治疗时间取决于很多因素，包括开始用生长激素治疗的时间和骨龄情况。越早进行生长激素持续治疗，就应该相应的越早使用雌激素。骨龄主要靠观察左侧腕部（非惯用手）的 X 线检查来评估，这项检查可以看出孩子骨龄的成熟度及增长的潜力。然后医生结合实际情况来帮助特纳综合征女孩决定什么时候进行雌激素诱导青春期，雌激素的形式、剂量及时间等。

41. 雌激素有哪些种类，效果怎么样？

临床上用最多的雌激素是雌二醇，它有片剂、贴剂、注射液等。其中口服的片状雌激素在过去是最常用的，所以使用经验丰富、效果稳定。现在贴片和肌注的雌激素也得到了广泛的应用。顾名思义，贴剂通过皮肤而直接进入人体，肌注则是通过肌肉吸收。贴剂和肌注比片剂提供更多生理量的雌激素，因为它们能够不经过消化道而直接进入血液循环。这种新型的雌激素治疗的益处就是它可以和生长激素一起最终达到提高终身高的的作用。

42. 雌激素替代治疗可能会有哪些副作用？

雌激素和前面讲过的生长激素一样，是人体正常分泌的一种重要激素。雌激素治疗的目标就是使体内雌激素水平达到正常卵巢分泌的生理水平，因此在生理水平的剂量下副作用很少见。偶尔出现食欲不佳、恶心；不规律阴道出血、闭经；皮肤、结膜黄染，皮疹。

43. 哪些人不适宜雌激素治疗，注意事项有哪些？

前面讲到生长激素并非人人都适用，同样的，雌激素治疗也不是人人都适用。首先，有严重肝功能异常、黄疸、肝肿瘤的患者不宜使用，因为雌激素是通过肝代谢的，肝都自身难保了又如何给雌激素服务呢？其次，有乳腺疾病和宫颈疾病的患者也应该慎用，因为有些疾病的发生和体内雌激素水平有关，进行雌激素治疗后可能会加重这些疾病。若患者有严重的高血压、糖尿病等慢性病，应在医生指导下，先控制好病情再做雌激素治疗。其他的像胆囊炎、癫痫、哮喘的患者应用雌激素也应当慎重。

要注意的是，子宫内膜完整仍有生育能力的妇女用药期间仍应采用非激素类药物避孕；用药期间应当定期检查血压、乳房、腹部、盆腔器官、宫颈细胞涂片、肝肾功能、阴道脱落细胞等。

44. 你了解青春期心理发育包括哪些方面吗？

（1）从依赖到独立：随着独立自主的需要，青少年的自我意识进入心理上的"断乳期"。他们要学会对个人的需要和行为进行独立的选择和思考，但又由于阅历浅、知识经验不足，他们往往会对社会和环境的适应感到苦恼，于是仍会对家长和老师有依赖性。因此，青春期的青少年心理发展是从依赖向独立的过渡时期。

（2）逆反心理：青春期的孩子大多尚未形成自己的世界观和价值观，对于事物的好坏缺乏正确地判断，一不小心就会误入歧途。因此，家长对子女的管教特别严，而青少年则对父母的管教不假思索地、本能地进行否定，不管它是真理还是谬误，也就是所谓的逆反心理。而逆反心理的结果是青少年与家长和学校的关系越来越紧张，长此以往孩子们会逃避家长的控制，放任自流，最后会造成难以估计的恶果。因此，教师和家长一定要注意对孩子的教育方式，要软硬全施、恰到好处，不要过严或过松，要多与他们交流，这才对他们的发展产生促进作用。

（3）性意识：随着青春期的到来，男孩、女孩们身体外形的分化也带来了心理方面的变化。对两性差异的好奇和追求，开始产生对异性的兴趣、关心和亲近，以及直接与异性朋友交往的心理倾向。美国学者Hurlock 把青春期性意识的发展归结为四个阶段，即：①性的反感期；②向往年长者期；③对异性的狂热期；④浪漫的恋爱期。这个时期的正确的青春期性教育是非常必要的。

青春期是人生观、道德观形成的关键时期。有些人步入社会后在行为或健康方面出现问题，往往可以追溯到这一时期缺乏正确的指导教育和接受科学知识的不足。在这一时期所形成的品格、情操、习惯、作风也最深切，往往影响终生。

45. 特纳综合征女孩会有哪些心理问题？

特纳综合征女孩最明显也是最常见的表现就是矮小和第二性征发育延迟，这就可能带来相应的心理问题。

和性早熟相比，发育晚来几年似乎要少些烦恼，但它一直迟迟不来，却比性早熟让人更烦恼。由于性腺不能正常开启、身体发育迟缓、没有同龄人的月经周期，使得她们感觉不足或者不完全是女性，从而可能会引起年轻人质疑她们的性别角色，长大后特纳综合征女性更是会较正常月经周期女性有显著的胆怯和社交焦虑，自尊心下降。而身材矮小在我们这么一个"恐矮时代"会给特纳综合征女孩带来巨大的心理压力。研究发现约20%或以上的矮小儿童由于常常被同龄人欺负、耻笑、排挤等而产生心理障碍，主要表现为社交退缩、交往不良、抑郁和焦虑等。

解决这些问题自然要从根本入手，也就是要在适宜治疗的年龄来治疗矮小和第二性征发育延迟。若不幸错过了这个时间窗，那就需要积极、有效的心理干预及社会支持来帮助特纳综合征女孩们健康幸福地成长。

46. 如何帮助特纳综合征女孩克服心理问题？

青春期发育阶段是孩子心理发展过程的一个重要转折时期，在这个阶段，父母要多尊重孩子，以鼓励为主，给他们一个成长的自由空间，这样有助于他们顺利渡过这一成长的关键时期。放手让他们做力所能及的事情，比如，对饮食的管理，做好家庭记录，主动地安排适当的运动等。即使孩子做了错事，也要冷静地帮助他们分析原因，找出解决问题的方法，使他们增强独立解决困难和战胜疾病的能力。在孩子与父母之间建立一种相互尊重、相互信任、相互帮助的和谐气氛，不仅对他们的个性和人格塑造极其重要，对特纳综合征治疗也会起到事半功倍的良好效果。

　　总之，一切方法不过是爱和智慧的具体化，还请家长和老师们，在爱的基础上再多多加强一些心理学方面的知识和洞察力，相信我们可爱的特纳综合征孩子们都会成为心智上的强者。

特纳综合证与甲状腺

47. 你了解正常的甲状腺吗？

人的甲状腺位于颈部的正前方，形如一只展翅的蝴蝶落在喉头的下方以及气管的前方，在气管两边分别是甲状腺的左叶和右叶，中间相连的部分则称作峡部。

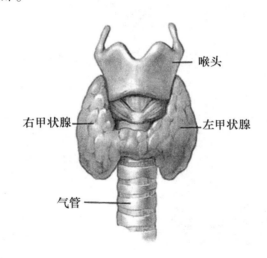

甲状腺是制造甲状腺激素的工厂，它从食物中获取原材料——碘，经过一系列复杂的生物化学过程就生产出了甲状腺激素，T_3 和 T_4。甲状腺激素对人体正常能量代谢、生长发育和中枢神经系统发育有着重要的影响。甲状腺的上级领导是大脑内的下丘脑，当甲状腺激素水平低的时候，下丘脑就开始产生促甲状腺激素释放激素（TRH）。这种激素带着命令进入垂体，它是甲状腺的中级领导，在这会产生另一种激素，促甲状腺激素（TSH）。最后 TSH 将上级领导的指示传达给甲状腺，甲状腺接收到命令后，就开始生产甲状腺激素的工作。三种腺体以及各自产生的激素相互合作、调节，使血液中的甲状腺激素水平得以维持稳定。一旦某个环节出了岔子，就必然导致甲状腺激素生产过多或过少，也就是大家熟悉的甲状腺功能亢进或者甲状腺功能减退。

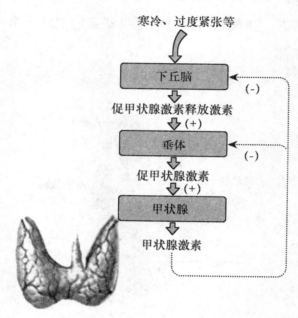

（+）代表促进作用，（-）代表抑制作用

48. 什么是获得性甲状腺功能减退？

获得性甲状腺功能减退指的是由于某些原因使甲状腺功能减弱或丧失，血液中甲状腺激素减少。通常在青少年和女性中发病，发病率大约为2%，但女性的发病率是男性的10倍。获得性甲状腺功能减退最常见的病因是自身免疫性甲状腺炎，平时抵抗外来入侵，保护人体的免疫系统，这时却"大水冲了龙王庙"，把矛头指向了甲状腺的腺体，从而破坏了甲状腺正常的分泌功能。在这种情况下甲状腺功能减退可以单独出现也可以伴随着其他的疾病如 1 型糖尿病、脱发、艾迪生病、类风湿关节炎等疾病一起出现。

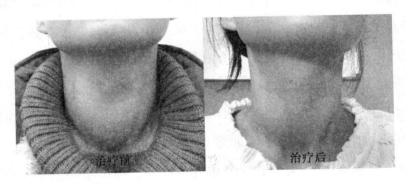

治疗前　　　　　　　　　治疗后

另外，碘缺乏、手术切除或者甲状腺放疗、暂时性的甲状腺炎或者下丘脑及垂体功能损害等，也会导致获得性甲状腺功能减退。甲状腺功能减退患者可能会出现神情淡漠、生长缓慢、体重增加、肌无力、便秘和易感冒及皮肤干燥，甲状腺体积可大可小。甲状腺功能减退的诊断主要根据以上的症状描述，确诊需要血液检查甲状腺功能。原发甲减检查结果常常提示 TSH 水平的升高以及两种甲状腺激素（T_3，T_4）的降低。在自身免疫性的甲状腺功能减退中，血液中会发现甲状腺的自身抗体。

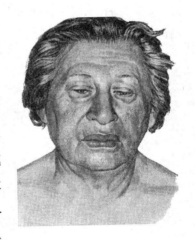

49. 甲状腺功能亢进是什么表现呢？

与甲状腺功能减退（甲减）相反，甲状腺功能亢进（甲亢）指的是甲状腺过度活跃，生产了过多的甲状腺激素。它的发病率不如甲状腺功能减退，在人群中的发病率为 0.5%～1%，且仍是女性占多数。最常见的甲亢病因也是由自身的免疫功能紊乱引起的，称之为 Graves 病。甲亢的其他病因比较少见。

过剩的甲状腺激素搅乱了人体的正常运转，使患者可能出现颤抖、心悸和心率加快、体重下降和肌无力、怕热和多汗、失眠等症状。甲状腺功能亢进的诊断主要依靠以上所描述的症状，确诊需要依靠血液检查，原发甲亢往往表现为 TSH 水平降低和两种甲状腺激素（T_3，T_4）的水平升高。

50. 特纳综合征患者甲状腺会出现什么问题？

甲状腺功能亢进在特纳综合征的女性人群中的发病率是非特纳综合征的女性人群的 5 倍，而甲状腺功能减退在特纳综合征的女性患者中也很常见，且他们的体重指数往往较高（是用体重公斤数除以身高米数平方得出的数字，是目前国际上常用的衡量人体胖瘦程度以及是否健康的一个标准）。大多数的特纳综合征患者在诊断为甲状腺功能减退时不会表现出任何的症状，但随着年龄的增加患甲状腺功能减退的风险逐渐增加，每年有 3%~4% 的特纳综合征的女性患者发展为甲状腺功能减退。在这些女性患者中，高达一半的患者血液中会出现甲状腺抗体。到生命的第三个十年时，30% 的女性会出现甲状腺功能减退。

51. 染色体的异常会影响到甲状腺功能吗?

如果一个人的身体是一本书，那么染色体就是每页书上的字，这些字组成句子，再由句子组成段落、章节，它决定着这本书都要讲些什么。有些特纳综合征患者的染色体上会多出一个小部分，我们叫 Xq 等长臂染色体。大多数的研究表明携带有 Xq 等长臂染色体的患者相比携带有其他的染色体核型的患者更容易出现甲状腺抗体。这就意味着携带有 Xq 染色体核型的女性患甲状腺功能减退的风险更高。

对患有甲状腺疾病的特纳综合征患者，建议在 4 岁时就开始密切地监测，以后每年都要进行甲状腺 B 超等影像学检查，以及血液中的 T_3、T_4 和甲状腺抗体水平的检测。

52. 如何治疗甲状腺功能紊乱?

甲状腺功能减退，甲状腺激素减少，那么治疗自然就是补充甲状腺激素来治疗。开始服药后的 6~8 周要做一次血液检测，然后根据检查的结果以及病情来调整剂量。一旦甲状腺素的水平通过服药达到正常水平，血液检测也应该每年继续进行。

甲状腺功能亢进的治疗方法简单来说有三种：药物治疗、放射性[131]I 治疗、手术治疗。总的治疗原则就是想办法让过于积极工作的甲状腺慢下来，恢复到正常的工作状态，服从上级安排与指令。常见的治疗是服用抗甲状腺的药物，例如甲巯咪唑，减少甲状腺所产生的甲状腺激素水平。若甲状腺功能亢进转化为甲状腺功能减退，此时必须使用甲状腺激素片。

另一种治疗方法是给予单剂量的放射性碘治疗，这是一种一劳永逸的治疗且效果显著。它通过放射性碘进入甲状腺后破坏过度活跃的甲状腺组织，这种治疗的目标就是造成甲状腺功能减退，最终用甲状腺激素片治疗。放射性碘治疗的优点包括：①永久的和迅速的解决甲状腺功能亢进和相关的症状；②需要较少的血液检测；③避免了抗甲状腺药物的副作用。

最后是手术切除甲状腺，这是最后的手段，因为与手术相关的潜在并发症和风险还是不少的。

？

特纳综合征与
代谢综合征

53. 特纳综合征患者易患 2 型糖尿病吗？

研究表明特纳综合征患者存在胰岛素分泌异常以及胰岛素抵抗。Bakalov 等分析原因为：可能由于位于 X 染色体上的基因丢失有关，这些基因对胰岛素的分泌和胰岛素的敏感性是很重要的。特纳综合征患者的体质成分改变：肌肉含量下降，总的脂肪含量以及内脏脂肪含量增高，体重指数 BMI 升高是产生胰岛素抵抗的另一个原因。此外卵巢发育不良以及生长激素、雌激素的替代治疗也影响了糖脂代谢，因此很难确定特纳综合征患者 2 型糖尿病的发病是否与染色体异常直接相关。

54. 特纳综合征患者易患 2 型糖尿病与年龄有关吗？

有研究表明特纳综合征的成年女性 25%～78% 出现糖耐量异常，其中 25% 会进展为糖尿病，并且发病有年轻化趋势。有研究认为糖代谢紊乱在幼年就出现了，Elsheikh 等 2002 年曾报道 5 岁特纳综合征患者即出现糖耐量减低，这些异常可以持续到成人期。肥胖、2 型糖尿病的家族史、高血压和血脂代谢紊乱均会增加特纳综合征患者罹患 2 型糖尿病的风险。

?

55. 什么是2型糖尿病，且与特纳综合征的关系？

糖尿病是以血糖升高为特征的一种疾病，它会导致一些症状，例如：排尿增多、口渴、食量大、体重减轻和乏力。有很多类型的糖尿病，其中最常见的两种类型为1型糖尿病和2型糖尿病。虽然特纳综合征患者有发生自身免疫综合征的倾向，比如1型糖尿病、甲状腺炎、炎症性肠病等，有研究称GADA抗体阳性率为4%，远高于普通人群的1.1%，但是国内外关于特纳综合征患者合并1型糖尿病的报道不多。

所以我们重点介绍2型糖尿病，2型糖尿病与胰岛素抵抗是相关的。正常情况下胰岛素是一种调节血糖的激素。摄入的食物如糖类、脂肪、蛋白质经过肠道吸收入血，当血糖升高时，胰腺就会分泌胰岛素，促进肌肉、脂肪和肝脏的糖利用。当机体对胰岛素反应不敏感时就会出现胰岛素抵抗，此时为了控制血糖，胰岛素的分泌量会显著上升，过度分泌一段时间后，胰腺功能衰竭，胰岛素分泌量不足，分泌曲线异常，会导致血糖升高和糖尿病的症状出现。特纳综合征的患者2型糖尿病的发病危险较高，因为患者存在胰岛素抵抗和胰岛素的异常分泌。

?

56. 生长激素治疗会增加特纳综合征患者发生糖尿病的机会吗？

生长激素治疗在特纳综合征的儿童患者中很常见，它可以有效的增加患者最终的成人身高。生长激素可诱导胰岛素抵抗，理论上生长激素替代治疗可增加特纳综合征患者糖尿病的发病风险。然而，很多研究表明在生长激素治疗期间特纳综合征患者发生 2 型糖尿病的概率与正常人群无差别。有报道特纳综合征患者 4 年生长激素治疗期间胰岛素抵抗有轻微的增加，停止生长激素治疗后胰岛素抵抗得到改善。因此，特纳综合征患者的生长激素治疗引起的胰岛素抵抗是可以逆转的。

57. 特纳综合征患者更容易肥胖吗？

超重和肥胖通常是体重公斤数除以身高米数的平方指数（BMI）来定义的。儿童的 BMI 会随着年龄的变化而变化，一般认为孩子的 BMI 高于同年龄同性别儿童 85 百分位为超重，高于 90 百分位为肥胖（具体数值参照附表 2、附表 3）。特纳综合征患者并发超重和肥胖的发病率相较一般的人群显著升高，超重和肥胖会加重特纳综合征患者的胰岛素抵抗、高血压和高甘油三酯血症。这些因素又会增加 2 型糖尿病和心血管疾病的发病风险。

58. 什么是代谢综合征？

代谢综合征也可以称之为 X 综合征和胰岛素抵抗综合征，代谢综合征观点的提出是因为医生发现 2 型糖尿病和心脏病的发生有共同的危险因素。这些因素包括肥胖、胰岛素抵抗、异常的胆固醇水平和高血压。诊断为代谢综合征的人群被认定为心脏病和 2 型糖尿病的高危人群。

? 59. **特纳综合征患儿代谢水平会受到雌激素替代治疗的影响吗？**

雌激素替代治疗对胰岛素抵抗和其他的代谢参数的影响是一个热门的讨论话题。首先特纳综合征患者的雌激素替代治疗对胰岛素抵抗的影响是不清楚的，很多研究结论是矛盾的。雌激素替代治疗对其他的代谢综合征的影响也正在研究中，雌激素治疗会增加特纳综合征患者的身体组分（瘦体重和骨量），而对血压的影响亦尚无定论。

? 60. **如何预防 2 型糖尿病和代谢综合征？**

采用健康的饮食、规律的身体运动及维持体重对预防代谢综合征和 2 型糖尿病是有帮助的。世界卫生组织宣布肥胖是全球的问题，大量的研究和努力已经投入到制订预防肥胖的策略中。尽管完美的计划还没有确立，一些预防一般人群肥胖的建议已经提出来了，同样适用于特纳综合征女性患者。

Tip1： 在每一次健康的体检中你的医生需要做什么？

（1）询问营养的摄入和身体运动的水平

（2）提倡增加纤维素、蔬菜水果的摄入，不提倡高糖和高脂肪的饮食：点心、果汁及软饮料

（3）鼓励孩子和您每天参加身体的运动，以下是如何做的例子

a. 以前不爱运动的孩子应该开始每天 30 分钟的身体运动，至少 10 分钟的高强度运动。最后应该达到每天能坚持 90 分钟的综合身体运动，例如：有强度的体育锻炼、娱乐、步行往返于学校、家务和在学校里的体育课

b. 成年人每天至少 30 分钟适量的运动，每周 3～5 天或更多天参加 20 分钟的高强度运动

（4）建议你和你的家庭减少久坐，例如：看电视、玩游戏及坐在电脑的前面，把每天的久坐时间减少到 90 分钟以下

Tip2：阻止你的孩子肥胖：给家长的窍门

（1）通过你自己养成一种有活力的生活方式来为你的孩子树立一个积极的榜样，积极参与一些所有的家庭成员共同参加体育活动或娱乐项目

（2）引导你的孩子加入适龄的体育活动和娱乐活动，为你的孩子买一些玩具和能让他活动的器材

（3）做一些能够让孩子产生浓厚兴趣并能沉浸其中的身体活动，如运动量比较大的游戏等

（4）做一些安全的身体运动，提供器材保护

（5）减少观看屏幕的时间（电视和电脑）

特纳综合征与心血管系统

61. 正常的心脏是怎样的呢?

首先了解心脏的正常解剖结构很重要，心脏的结构就像是两个并排的房间，左边的两间叫做左心房、左心室，右边的叫作右心房、右心室。四个房间都有各自血液输送的管道，连接左心房的是肺静脉，连接左心室的是主动脉，连接右心房的是上下腔静脉，连接右心室的是肺动脉。在同侧两间房中间有一扇"门"，左边有两个瓣膜的叫作二尖瓣，而右边有三个瓣膜的就叫作三尖瓣。当心脏舒张时，心室内的压力降低，心房里的血液就会被"吸"到心室，房室之间的瓣膜也就被奔涌而入的血流"冲开"了。但正常的瓣膜是都"单向门"，它不会向心房方向打开，所以血液就不会再反流进心房。同样的，当心脏收缩时，血液又通过肺动脉瓣（主动脉瓣）进入肺（主动脉），且不反流。这正是瓣膜的意义所在，它防止了血液回流，保证了血流的正确方向。

众所周知，人生存不能离开"氧"和"养"，氧气和营养通过血流源源不断地运送到人体的各个部分，而心脏的作用就是让血液在体内周而复始流动的"泵"。随着心脏的跳动，把富含氧气和营养的血液通过动脉带到体内组织中需氧的地方，然后身体各部分产生的"废料、废气"通过静脉血带回到肺部重新携带上氧气，最终完成一个循环。

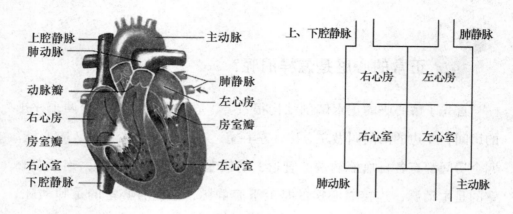

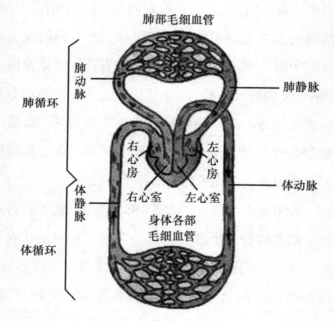

62. 特纳综合征孩子的心脏可能会有什么问题?

在一般的人群中得先天性心脏病的风险是1%，但特纳综合征患者患此病的风险能达到35%，最常见的疾病包括二尖瓣型主动脉瓣（20%~30%），主动脉瓣缩窄（10%~15%）。如果在婴幼儿时期心脏病就比较严重，可能导致孩子左侧心脏发育不完全，也就是所谓的左侧心脏发育不全综合征。其他的还有二尖瓣脱垂、房间隔缺损、室间隔缺损、局部异常的肺动脉连接等。

63. 什么是二尖瓣型主动脉瓣?

二尖瓣型主动脉瓣是特纳综合征孩子最常见的先天性心脏病，它是指主动脉瓣的三个瓣膜中的两个沿着边缘融合在一起。可想而知，本来是三扇门同时开，变成了开两扇门，想出去的人就得花更大的力气往外挤。同理左心室需要加大做功量才能将血液射出去，久而久之就造成主动脉瓣渐进性狭窄、心脏肥大等问题。

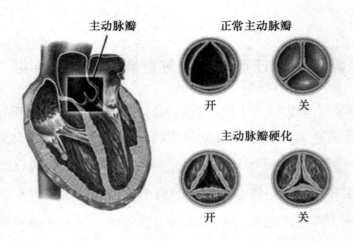

主动脉瓣   正常主动脉瓣

开   关

主动脉瓣硬化

开   关

64. 主动脉瓣狭窄对孩子有什么影响？

主动脉瓣狭窄最直接的表现就是导致左心室压力增高和心肌肥厚。很显然主动脉的瓣膜一旦变窄了，心脏就要使用更大的力量才能将血液挤过那扇小门打进主动脉。经过这般"体育锻炼"的心脏就锻炼出了更强壮更厚实的心肌，这是心脏为了满足人体需要做出的自我调整，这时往往还不会有严重的症状。但长此以往地加班，心脏也累了，"懈怠，偷懒"就随之而来了，直到最后发展为心力衰竭。

婴儿期的主动脉狭窄可表现为先天性的心力衰竭、呼吸困难、食欲差、成长发育速度缓慢等。但有些患有主动脉狭窄的孩子甚至长大成人仍然可以无明显症状，很多人只是在常规的体检中偶尔发现心脏有杂音。因此特纳综合征孩子们要是有早期的乏力、劳力性的呼吸困难、胸痛、眩晕的症状就得引起足够的重视。

65. 主动脉狭窄需要做哪些检查?

表　主动脉瓣狭窄需做检查

检查	意义
听诊	最初步、最简单的检查，但很难说明问题
心电图	常规检查，可提示心室的扩大、劳损等
胸部 X 线	常规检查，可显示心脏肥大、肺充血等
超声心动图	最重要的无创性检测和评价手段，可准确描述瓣膜的狭窄水平
运动耐量试验	提示在日常活动中主动脉瓣狭窄对孩子心功能的影响
心导管	使医生能够准确地了解主动脉瓣狭窄的严重程度

66. 主动脉狭窄治疗的手段包括哪些?

在主动脉狭窄急性发生时，如果左心室太小或功能太差，姑息手术是唯一的选择。但在一些大孩子中，或者心脏的结构和功能尚且完好，心脏导管或者瓣膜的球囊扩张术可以作为治疗的首要选择。治疗的过程是将一个带着球囊的细导管尖端通过大腿根部内侧（腹股沟）刺入到股动脉中，在特殊的 X 线设备和视频的指引下，操控导管沿着动脉一直抵达心脏。接着将球囊扩张开来，拉伸瓣膜，就是通过这个球囊把那扇打不开的门顶开。但存在有时顶得过度瓣膜被撕裂的风险，这也是手术过程中最大的危险。对于球囊反应不敏感或者主动脉瓣进行性关闭不全的患者，可以考虑瓣膜替换，但术后需要长期的抗凝治疗。

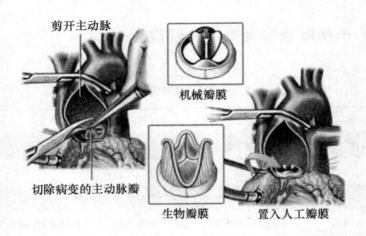

患者，可以考虑瓣膜替换，但术后需要长期的抗凝治疗。

目前无论是人工瓣膜或 Ross 手术（自体肺动脉瓣移植术），心脏瓣膜置换手术死亡率不到3%。这些术式都能有效地减轻主动脉瓣狭窄和关闭不全，并能保证较低的并发症发生率。对于幼儿瓣膜置换术，需要注意的问题是在孩子长大后，原来置入的人工瓣膜会相对变小，需要再次瓣膜置换。一般成人大小的人工主动脉瓣置入较大儿童和青少年体内，可维持较好的功能至少20年甚至更长。

67. 主动脉缩窄对孩子会有哪些影响？

主动脉缩窄是指孩子一生下来胸主动脉就有局限性狭窄，该处血管管腔变小甚至闭塞，以致血流受阻。大约10%～15%的特纳综合征孩子患有主动脉缩窄。虽然"缩窄"与"狭窄"仅一字之差，但它对孩子的影响却要比后者严重。主动脉狭窄是一小部分动脉口径的狭小，过了这

"独木桥"，后面的是"阳光大道"；而主动脉缩窄是一小段血管口径整个"缩小"了，像是两条街之间的小巷。因此，大量血液想要挤过这条小巷，心脏必须要更加卖命地工作。

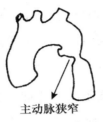 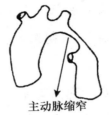

主动脉狭窄　　　　　　　主动脉缩窄

　　如果这种严重的情况在宫内没有被发现，当胎儿出生时，外表看起来可能很好，但随着动脉导管的关闭，也就是出生后的 8 ~ 10 天，心脏流向身体较低部位的血液开始不足，婴儿将很快表现为先天性的心力衰竭、休克、多器官功能障碍特别是肾功能衰竭，肠道血流减少以及身体其他的部位血流减少。体内的血液流动依靠着导管，这就需要静脉注射前列腺素 E1 来维持或者重新开放动脉导管，一旦婴儿稳定下来，需要手术缓解阻塞。

　　对过了新生儿期的婴儿和大一点的孩子来说，主动脉缩窄通常表现为心脏杂音，肢体脉搏搏动减弱，上肢高血压而下肢低血压，因为大多数的孩子甚至是成人无症状，所以延误诊断并不少见。而大孩子运动时腿抽筋或经常的头痛时要引起注意，这可能是由于下半身灌注不足（腿抽筋）或由于上半身血压升高（头痛）引起的。

?
68. 主动脉缩窄需要做哪些检查？

（1）查体：检查心底部、左背部及肩胛间区有无杂音、震颤或异常搏动。心脏听诊有无收缩期杂音，如有连续性杂音，应疑有其他合并畸形。

（2）心电图检查：观察有无左心室肥厚、心肌劳损及其他改变。婴幼儿的心电图通常是正常的，有长期高血压的大一点的孩子可能会表现为左心室肥大。

（3）X线胸片：婴幼儿的胸部X线可能提示心脏肥大和肺部充血，大一点的孩子可能是正常的或者显示一个典型的3字形，由于缩窄的那个地方的主动脉缩进的缘故，然后是一个突出的降主动脉是由于后狭窄扩张术引起的。

（4）超声心电图：可用来证实诊断及确定是否存在短的或者长的部分缩窄，婴幼儿的动脉导管情况和任何绕过阻塞的突出动脉的存在和心脏的功能也需要被评估。

（5）彩色多普勒：用来评价压力梯度，压力梯度的严重性决定了是否需要治疗，需要什么样的治疗以及治疗的时间。

（6）主动脉造影：检查狭窄的部位及长度。造影时宜从右上肢插管至升主动脉为宜。主动脉缩窄达完全中断者，尚须经股动脉做降主动脉造影。

（7）磁共振血管成像：可以比较清晰显示狭窄部位、长度及与主动脉分支血管的关系，为最有效的无创检查方法。

69. 主动脉缩窄怎么治疗?

出生不久的新生儿表现可能并不明显，但通常需要手术治疗。缩窄部分不大的新生儿，可通过手术把狭窄的部分切除，然后再把正常的动脉缝在一起。这种手术的死亡率和并发症都比较少，仅 2%~5% 的孩子需要再次手术。对一些更复杂的缩窄，比如伴随着主动脉弓的发育不全和其他的心脏缺陷，手

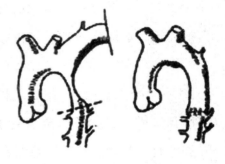

术的范围更广，需要经过前胸入路来完成，风险也相对较大。稍大一点的婴幼儿可以选择做球囊扩张术。简单地说就是用球囊扩张将动脉壁撑开而扩张狭窄的动脉。

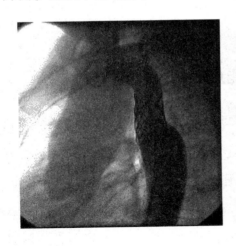

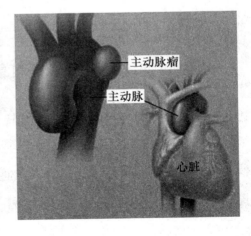

主动脉瘤

主动脉

心脏

?

70. 左心发育不全综合征在特纳综合征孩子中常见吗？

左心发育不全综合征并不多见，但对于特纳综合征的孩子来说却不是少见病。左心发育不全综合征是新生儿最复杂的心脏缺陷之一，在所有的先天性心脏病治疗上可能也最具有挑战性，患儿往往需要做多次手术，十年生存率在 50% ~ 70% 。那么，什么是左心发育不全综合征？左心发育不全综合征是一组先天性畸形，除左心室腔缩小外，可有主动脉瓣口和（或）二尖瓣口狭窄或闭锁、升主动脉缩小等改变。特纳综合征的孩子通常右侧心脏结构是发育正常的，而左侧心脏结构严重发育不全。要知道，左侧心脏是向全身输送营养的源动力，右侧心脏负责回收含氧少的静脉血，所以左心的发育不全会导致左侧的心脏不足以满足身体器官所需要的新鲜血液，这将严重威胁到孩子的生命。

?

71. 特纳综合征患者还可能患哪些心血管疾病？

（1）高血压：高血压可以出现在 25% 的女孩和 50% 的成年特纳综合征患者中，且经常伴随着主动脉缩窄、肾脏发育不全或者胆固醇和血糖代谢异常如糖尿病等一起出现。高血压继而增加动脉粥样硬化的危险，提高动脉扩张，因此血压要经常检测，逐渐的控制血压非常重要。

（2）动脉粥样硬化：和所有人一样，动脉粥样硬化若发生在冠状动脉疾病会引起心脏病的发作，发生在脑血管会导致卒中。但动脉粥样硬化似乎更青睐特纳综合征患者，最近的研究确实发现特纳综合征患者的大动脉管的结构和功能是异常的。但问题的解决方法依旧和所有人一样：戒烟、戒酒，健康的饮食，适当的运动，积极的控制肥胖，治疗血脂异常和高血压等。

（3）升主动脉扩张和分离：主动脉就像一条有内外两层的橡皮管，而血液则可以想象成橡皮管里的水，水会给管壁带来压力，当压力大到一定程度时内层橡皮管就会被撑开。接着管壁就会变薄，其中某一部分变薄的管壁会跟吹气球一样鼓出一个球形突起，就是我们所说的主动脉扩张或主动脉瘤。而主动脉分离的原理在于，压力继续增大使管壁出现裂缝，血压会把这条裂缝继续撕开。有些可延伸到冠状动脉，引起心脏病的发作，或者向前延伸到颈动脉引起休克。

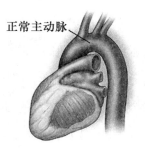
正常主动脉

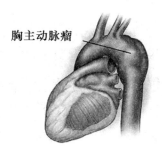
胸主动脉瘤

患有轻微的升主动脉扩张大多数患者可以无症状，只是在常规的影像学检查中被发现。已有显著的升主动脉扩张的患者，严重的胸部疼痛症状可以像一条蛇一样一直从胸部爬到背部，造成临床急症，需要及时做出判断及胸部 CT 扫描以排除主动脉破裂。对已知的升主动脉扩张和分离的患者要时刻保持警惕性。

72. 升主动脉扩张和分离检测手段包括哪些呢?

超声心电图是对主动脉根部的常规检测。对于涉及主动脉根部或更远端的主动脉扩张以及术后的患者来说,超声诊断会有困难,此时可以选用磁共振(MRI)。

73. 升主动脉扩张和分离该怎么治疗?

显著升主动脉扩张的患者,首先应该积极的控制血压,使血压低于正常标准。而后可进行置换人工血管和心脏瓣膜,在主动脉瓣病变合并升主动脉扩张直径在 35~55mm 之间的患者,单纯行主动脉瓣置换术可取得良好效果。但二尖瓣型主动脉瓣患者的升主动脉扩张在主动脉瓣置换术后仍将继续加重。怀孕期的主动脉分离是致命性的,因此计划怀孕的特纳综合征女性应该在怀孕之前做一个心脏疾病方面的评估和主动脉的磁共振检查,并且在怀孕的整个期间对心脏密切监测。

特纳综合征与消化系统

74. 消化系统的作用？

自古就有民以食为天的说法，食物对于人的重要性不言而喻，但食物只有在取其精华去其糟粕之后才能发挥它对人体的作用。而这一水谷运化的过程正是我们的消化系统，也就是通常说的胃肠道来承担的。

消化系统并不仅仅是胃和肠组成的一条通道，它上起口腔下至肛门，囊括了大大小小11个部分，5个消化腺，全长约9米。消化系统这条道上的每个器官都有各自的本领。例如，当你闻到或想到某种食物时，口腔就会不由自主地分泌唾液来润滑食物和初步的消化；胃则是搅拌机，食物到了胃里之后会进行充分的搅拌混匀，胃中分泌的消化液也会帮助食物的消化；吸收的主战场是在小肠，大部分的营养都在这通过毛细血管进入人体；各个消化腺则会提供各式针对不同营养成分的酶和化学消化工具来帮助食物的消化吸收；最后不能被人体吸收的糟粕就经过直肠排出到肛门外。

75. 严重慢性腹泻症有什么表现？

严重慢性腹泻症有时候称为乳糜泻或者谷蛋白敏感性肠病，本病患者对含麦胶（俗称面筋）的麦粉食物异常敏感。大麦、小麦、黑麦、燕麦中的麦胶可被乙醇分解为麦胶蛋白，而麦胶蛋白对肠黏膜的毒性在继续水解后消失。正常人小肠黏膜细胞内有一种叫多肽分解酶的酶，可将其分解为更小分子的无毒物质。但在活动性乳糜泻患者中，肠黏膜细胞酶活性不足，不能将其分解而致病。作为消化吸收主要阵地的小肠受累后，自然就会出现腹泻、腹痛，体重减轻、倦怠乏力、维生素缺乏及电解质紊乱的表现（手足抽搐、感觉异常、骨质疏松、骨软化并可引起骨痛等），水肿、发热和夜尿增多等。而这些异常又会进一步影响患者正常的生长发育。

76. 特纳综合征患者常伴有严重慢性腹泻症吗？

据调查显示严重慢性腹泻症在一般人群中不超过1%，而特纳综合征女性往往能达到4%~6%，比一般人的患病率明显要高。除了特纳综合征以外，其他的情况也与严重慢性腹泻症关系密切，包括：1型糖尿病、甲状腺疾病和唐氏综合征。严重慢性腹泻症患者的一级亲属患有此病等风险通常也比较高。为此，建议孩子4岁后就应该开始检查。这时候可能大多数特纳综合征孩子还没出现相应的症状，但未雨绸缪，在症状出现或者对身体产生负面影响之前将疾病扼杀在摇篮里，远比疾病成气候再治疗要容易。

77. 严重慢性腹泻症要做哪些检查？

组织型转谷氨酰胺酶（TTG），这是一种能够帮助分解和消化食物中谷蛋白的一种微粒，若血液中产生了针对这种酶的抗体，食物中的谷蛋白就无法消化，也就产生了严重慢性腹泻症。所以一旦我们在血液中找到大量"真凶"就可能是得了严重慢性腹泻症，需要进一步观察。正如以上提到的，这种检查要在 4 岁时就开始，每 2~5 年进行 1 次。如果医生认为你已经得了严重慢性腹泻症，那么就需要做另一项重要检查——小肠活检，这项检查能最直观地帮助医生来证实诊断。

78. 严重慢性腹泻症有什么危害，该怎么治疗？

食物长期像走马灯一样地从胃肠道路过后就出去，必将导致人体各种营养的缺乏，例如铁、叶酸、钙、维生素 D、维生素 B_{12}，骨质流失或者骨质疏松，而严重的骨质流失又会导致骨痛和易骨折。此外严重慢性腹泻症的患者发展为胃肠道肿瘤的风险也会增加。

目前，对于严重慢性腹泻症还没有有效的治疗，我们能做的是从源头上来阻止疾病，就是减少食物中谷蛋白的摄入量。常见含有谷蛋白的食物包括小麦、大麦、黑麦、燕麦及其制品等，平时要仔细阅读商标，避免去吃含有这些成分的食物，用无谷蛋白产品来替换传统的面包、面食和谷物。这样可以有效缓解症状，减少长期并发症的出现。

79. 特纳综合征会影响到肝功能吗？

肝功能异常是当肝脏受到某些致病因素的损害，可以引起肝脏形态结构的破坏（变性、坏死、肝硬化）和肝功能的异常。轻度的损害，通过肝脏的代偿功能，一般不会发生明显的功能异常；如果损害比较严重而且广泛，引起明显的物质代谢障碍、解毒功能降低、胆汁的形成和排泄障碍及出血倾向等肝功能异常改变，称为肝功能不全（hepatic insufficiency），即肝功能异常。特纳综合征患者肝功能出现异常的风险要比正常人高出 6 倍。肝功能异常会伴随一系列的症状包括黄疸（皮肤与眼睛巩膜的颜色发黄），易出现血肿或者出血，右上腹部疼痛，恶心、食欲差、皮肤瘙痒、尿色变深似可乐样、粪便黏土样改变等。

?

80. 肝功能异常的特纳综合征患者需要做哪些检查?

还是一样，建议即使没有任何症状的特纳综合征患者也要定期检查肝功能，其中血液肝功能检查及肝脏超声检查是最常规的检查。血液检查包括测量血中的肝酶水平，这些肝酶部分或者全部升高，提示你的肝功能出现了问题，同时还包括测量血中白蛋白的水平（肝产生的一种蛋白质），胆红素的水平（主要是血红素分解代谢的产物），凝血因子（肝脏产生的促进凝血的蛋白质）以及血糖等，这些检测指标对诊断肝脏疾病都具有辅助作用。然而一些人的肝酶谱在一段时间内具有波动性，这就需要定期的随访。肝脏超声检查是通过超声波来查看肝脏的形态改变，简单易行，大约需要 20 分钟就可完成。

当发生肝功能异常的时候，针对不同的病因采用不同的治疗方法，比如：保肝、降黄、抗病毒、降脂等对症治疗。

特纳综合征与泌尿系统

81. 特纳综合征与肾脏有何关系？

正常的人有两个肾脏，形状如蚕豆，位于腹腔内靠近脊柱两边，一边一个。它的主要功能是过滤血液并通过尿液的形式将废物排出体外，同时也具备内分泌以及调节血压的功能。尿液来自于肾脏通过输尿管到达膀胱，膀胱就像一个大的囊腔储存尿液，当尿液储存到一定程度，刺激膀胱表面的神经，该神经与脊椎相连，从而刺激脊椎的神经产生尿意，通过尿道排出体外。

文献报道大约 30%~40% 的特纳综合征患者有肾脏结构的异常——输尿管、膀胱或者尿道的形状异常。这些最常见的畸形包括：马蹄肾（两个肾脏以一个"U"字形连在一起）；双输尿管（每侧肾脏有两副输尿管）；肾脏的位置异常；缺失的肾脏；输尿管堵塞（沿着肾脏到膀胱的某一段路径阻塞）；肾动脉、静脉异常等。目前认为上述异常与核型相关，45X 患者易出现肾结构异常，嵌合体及 X 染色体结构畸形的患者较易出现肾脏集合系统的畸形。

82. 如何诊断特纳综合征患者的肾脏畸形？

2007 年特纳研究组的建议：对于所有的特纳综合征患者均应进行肾脏超声检查，确定是否存在肾脏的畸形。肾脏结构的畸形会导致泌尿系统感染的机会增加或者血压升高等问题，对于存在畸形或结构异常的患者，应进一步完善相关的影像学检查，以及尿液检查、血液检查等，准备下一步的干预治疗。

83. 如何识别特纳综合征患者存在泌尿系感染以及高血压?

泌尿系梗阻与返流都可引起尿流动力学的异常改变，产生局部尿潴留。由于尿液是细菌生长的良好环境，故易引起感染。对于特纳综合征患者来说，主要原因为先天性畸形引起的梗阻或者由于先天性解剖缺陷引起尿液反流等。据统计，梗阻性尿路感染较非梗阻性感染发病率高10倍以上。尿路感染的症状包括：尿道烧灼感、尿频、尿急、尿痛或者尿液混浊等，如果累及肾盂，可出现腰痛、高热等。对于已知存在肾畸形的患者要定期监测尿液检查。当婴幼儿患有泌尿系感染时，他们可能仅仅表现为发热、易怒或者呕吐。另一方面，特纳综合征患者在幼年时，高血压很少表现出症状，就诊时经常测量血压以便明确诊断。此外，特纳综合征患者随年龄增长较普通人群发生代谢综合征、高脂血症、肥胖症、糖尿病的概率显著升高，一系列的代谢问题均可导致患者出现动脉硬化、血压升高，医生对于特纳综合征患者的血压关注应贯穿其一生。

特纳综合征
与听觉

84. 特纳综合征患者的染色体畸形与听觉系统有什么联系吗？

近年来有学者发现，特纳综合征儿童听力损害可能与其 X 染色体的短臂缺失有关。X 染色体短臂上某些基因可能对听力功能有调控作用，因此，不同部位的缺失，造成听力丧失的表现型也不一样。还有人提出特纳综合征所致的听力障碍不仅是 X 染色体缺失的结果，还与染色体异常导致的细胞周期延长有关，这会造成外耳、中耳以及内耳的功能紊乱，最后影响听力。

85. 特纳综合征患者的外耳有什么特征？

我们的外耳是由耳郭和外耳道组成的，特纳综合征患者比较常见的外耳畸形是，耳朵的位置低，杯状外耳或者杯状耳郭。有研究表明，多于一半的特纳综合征患者的耳朵较正常人的位置要低而且比正常的要长一些。还会有过多的分泌物，更容易造成外耳道的蜡状堵塞。

86. 特纳综合征患者容易患中耳疾病吗？

特纳综合征对耳朵的影响是由安德森在 1969 年发现并发表的。他的研究发现 79 例特纳综合征患者中有 70% 在 10 岁以前就出现急性中耳炎的病史，有 8% 的患者持续到青春期或更久。其他研究也证实了这些结果，在特纳综合征女孩中的中耳炎发生率要比非特纳综合征的女孩高出 2 倍。

反复的中耳感染一般每年发作超过 4 次，它是以鼓膜的发炎、肿胀及剧烈的疼痛为特征，还可能伴随发热、不适感、寒战及流感样症状。也可伴有鼓膜穿孔及血性或者脓性的液体流出。分泌性的或者严重的中耳感染称之为积液性中耳炎（OME）也就是慢性中耳感染，通常情况下，这种液体可以在中耳腔中停留数周到数月。随之而来的是急性的中耳感染及损害鼓膜和中耳的功能。这种过程持续 3 个月后，就形成了慢性积液性中耳炎。其他的中耳病变还包括鼓膜硬化（即鼓膜上有一些白色的瘢痕沉淀），鼓膜回缩，甚至有可能形成穿孔和液体积聚。中耳炎如果未能得到及时治疗，将造成永久性听力下降，治疗非常困难。如果因听力困难造成语言学习障碍，就如同关上了孩子认识和感知世界的一扇窗户，严重影响孩子的心智发育。

87. 特纳综合征患儿应该如何应对中耳炎？

特纳综合征患者首先应该要加强对中耳流脓的警惕性。虽然耳朵流脓让人很烦恼，但对慢性中耳炎患者来讲，这并不是最重要的。最让人担心的是出现听力下降、脓肿、面瘫、颅内感染等并发症，在出现并发症以前，病人往往毫无感觉，但如果出现，那么病情往往较重。因此，特纳综合征患儿至少每年做 1 次耳镜检查。

如果已经发现有中耳炎的情况，应该让患儿患部靠在包裹着布巾的热水袋上，让头部疼痛的那一侧朝下，以便让耳朵的渗出液排出来。如果是婴儿耳痛，用一条柔软的毛巾紧靠他的患部即可。最后应该在 24 小时内带孩子去医院就诊。对于已经感觉听力下降的患儿，应当每年一次或按照专家意见进行听力检测。

88. 什么是感觉神经性耳聋？

感觉神经性耳聋在特纳综合征的女性患者中普遍存在，发病率高达 50%~75%。高于 40 岁的特纳综合征女性患者中，27% 患者需要佩戴助听器。所谓感觉神经性耳聋就是一种因耳蜗、听神经及中枢的病变而引起的耳聋，可能会导致患者对声音敏感度和清晰度下降，往往还伴有语言识别能力下降。由于感觉神经性耳聋，声音能传到内耳但耳蜗或者听神经不能将信号进一步传到大脑的听觉中枢，就像耳机的电线出了毛病，你将音量开再大也听不到声音，所以感觉神经性耳聋无法通过助听器放大声音来改善听觉。

89. 正常孩子的听力发育是怎样的呢？

从许多科学实验中发现，人类在胎儿时期已经具有听声音的能力，且听力正常的孩子在不同年龄段对不同强度的声音会做出各种反应。从出生到 6 个月：对声音的反应是移动头部、眼睛、臂部和腿部，环顾四周寻找新的声音来源；7 个月到 1 岁：当有人叫他的名字时会转头或者抬头，知道一些常用的词，例如杯子、鞋、妈妈等；2~3 岁：听明白一些简单的故事，完成一些简单的指令；3~4岁：能听到家人从另一个房间或更远的地方喊他的名字，并做出回应；4~5岁：能理解在家里或者学校里大部分日常用语，并能流利地与其他人交流。

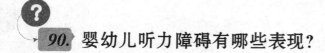

90. 婴幼儿听力障碍有哪些表现？

表 婴幼儿听力障碍的表现

婴幼儿年龄段	听力障碍的表现
3个月以下	对于突然而来的巨大声响丝毫没有反应
3~6个月	对出现的声音不会寻找声源
6~12个月	不会跟随大人的指示去做
12~15个月	不会叫"爸爸""妈妈"
15~18个月	对于爸爸妈妈讲的话无法理解，叫不出"爸爸""妈妈"
18~24个月	不能说出两句或两句以上的儿歌
24个月	如听不见小鸟叫，对电话铃声、门铃声无反应等
2岁后	不会表达自己的需要，也不能理解大人的话

91. 听力的丧失会影响到孩子哪些能力？

所谓"十聋九哑"，听力的丧失首先影响的就是孩子的语言能力。小儿的语言发育与听力发育密不可分，语言发育测试是听力是否正常的一张"晴雨表"。因为一个人必须先有了听力，再经过语言学习才会说话。

一个听力有障碍的小儿，即使生活在有人和他说话的环境里，但因听不见也学不会说话。5 岁之前是讲话和语言的形成最关键期，儿童时期的听力丧失如果不及时的纠正和治疗会对语言的形成、认知、学习和社会能力产生严重后果。

听力的丧失会影响到学习成绩的水平尤其是阅读和数学概念，如果不经过干预或者处理，那些有着轻度到中度听力丧失的人相比那些没有听力障碍的同龄人成绩往往较差。随着他们在学校里学习进程，听力正常的孩子和那些失去听力的孩子之间的学习成绩的差距会进一步地加大。

社会问题在听力轻度丧失到中度丧失的孩子中也很常见，据报道听力丧失的孩子由于没有听力或听力低下，她们会感到孤独、害羞、焦虑感和自卑感，这在特纳综合征女孩中会更明显。交流困难进而会导致自卑感和社会孤独感，往后甚至还会影响到职业的选择和寿命。

92. 听力丧失是怎样分类的?

一般情况下，我们按听力丧失后能听到最低的分贝数，将听力丧失分为五类（见表）。

表　听力丧失的分类

听力丧失的分类	听力丧失的程度	听力丧失的影响
正常的范围及无损害	0~20分贝	无损害
轻度	21~40分贝	能与人正常交谈，但可能会有听力减弱或远处的说话声听不清

续表

听力丧失的分类	听力丧失的程度	听力丧失的影响
中度	41~70 分贝	嘈杂的环境下很难交流，在安静环境中，需要大声说话才能听见
重度	71~90 分贝	只能听到近距离的声音或较大的声响
极重度	91 到更高的分贝	很难听到声音

93. 我们应该如何应对听力下降？

很多人认为耳聋是没有办法治疗的，但其实很多患者早发现、早干预是可以在一定程度上恢复听力，尤其是传导性耳聋。

为此专家提醒，听力下降的患者想要寻求治疗的方法，进行精细的听力评定是必不可少的。现有的听力学检查手段可以为临床提供更丰富的数据资料，从而可以更精确地对患者的疾病进行诊断，最大限度地减少误诊、误治，让并不为人们熟知的听觉治疗少走弯路。

94. 什么是助听器，怎样来选择适合自己的助听器？

说到助听器大家都不陌生，人类最早、最实用的"助听器"就是自己的手掌，将手掌放在耳朵边做喇叭状，就能更清晰地听到声音。受到手掌集音的启发，一些有心人先后发明了形式各异的助听装置。助听装置从手掌集音时代、炭晶时代、真空管、晶体管、集成电路、微处理器直到现在的数字助听器时代，助听器已经有了耳内式、耳背式、盒式、眼镜式、发卡式、钢笔式、无线式等多种形状，助听效果明显提高。

助听器的类型可根据个人的听力丧失水平、年龄、舒适度及喜好来定制。包括定制助听器［耳内助听器（ITE）、耳道内助听器（ITC）和内耳助听器（CIC）］、耳背式助听器（BTE）、佩戴型助听器。耳道内助听器（ITC）助听器完全放置于耳内，这比其他的助听器更美观，一般用于轻度或有时候是中度的听力丧失。ITE 和 CIC 的定制用于中度的或者是重度的听力丧失。耳背式助听器（BTE）是由两个部分组成——紧贴耳郭背面的助听器和使得声音到达鼓膜的耳模。耳背式助听器（BTE）在儿童中使用最广泛，因为耳模的材料是软的，在运动、玩耍过程中不会引起不适感或者耳朵损伤。

特纳综合证
与视觉

95. 特纳综合征儿童有哪些眼部特征?

（1）内眦赘皮：在大约 1/3 的特纳综合征患者中可以发现眼睛的内侧面的皮肤显著的折叠，称之为内眦赘皮。在一般的人群中，内眦赘皮大多只在婴幼儿时期常见，并随着面部的增长而减退。

（2）眼距增宽：眼距增宽指的是两眼窝的内壁之间的距离要比正常的宽，在大约 10% 的特纳综合征患者中可以出现。对视觉没有直接的影响。

（3）眼睑裂隙外斜：眼睑裂隙外斜即眼睑外侧的部分向下外方倾斜，在大约 10% 的特纳综合征患者中出现。也不会引起任何的视力问题。

（4）色觉问题：大约 8% 的特纳综合征患者中会有某种程度的红绿色盲，这使得特纳综合征患者很难辨别红、绿色，发病的概率与正常男性相似。当前对这种疾病没有治疗方法。

96. 什么是弱视?

在特纳综合征患者中最常见的也是最重要的眼睛问题是弱视。弱视指的是眼部无明显器质性病变，或者有器质性改变及屈光异常，但有着与其病变不相适应的视力下降和矫正视力低于 0.9 者均为弱视，可以发生于一只眼或两只眼。通俗点说弱视是一种视功能发育迟缓、紊乱，常伴有斜视、高度屈光不正，就是戴上眼镜视力也不能达到 1.0。一般的近视、远视、散光佩戴合适的眼镜视力都可以达到1.0，但弱视怎么调整镜片度数，视力都无法提高到正常。

据统计，弱视在一般的人群中出现的概率是1%～4%，而在特纳综合征患者中这一数字可以达到25%。弱视的"早发现，早治疗"尤其重要，最好是在5岁以前就做出诊断。尽管一些研究表明青少年甚至是成人通过治疗，视觉可能会有某种程度的改善，但弱视随着年龄的增长治疗会变得很困难。家长可以自己购买一张标准视力表，挂在光线充足的墙上，在5米远处让孩子识别。反复认真检查几次，若一眼视力多次检查均低于0.8，则需带孩子到医院做进一步检查。

弱视儿童往往有除了视力低下以外的其他表现，如斜视、视物歪头、眯眼或看东西喜欢贴得很近等。一旦发现孩子有斜视的现象，应尽早到医院眼科检查、确诊，因为约有1/2的斜视合并弱视。

97. 什么是斜视？

斜视很容易看出来，由于外眼肌不平衡导致患者的两眼位置不同，不能同时注视一个目标。首先斜视会影响外观，这也是许多患者就医的主要动机。更重要的是，斜视影响双眼视觉功能，严重的患者将没有立体视觉，这就导致以后在学习和就业方面将受到很大的限制。且由于大部分斜视患者长期用一只眼看东西，另一只眼将造成废用性视力下降或停止发育从而导致弱视。

幸运的是斜视是可以治疗的，治疗方法包括：戴眼镜、戴眼罩遮盖、眼视轴矫正训练、眼肌手术或上述方法的综合使用。戴眼罩是治疗斜视所引起的弱视。视轴矫正是利用仪器加强眼球运动；眼肌手术包括放松或缩短一眼或两眼的一条或多条眼外肌；轻度斜视可以戴棱镜眼镜来矫正。

❓ 98. 什么是屈光不正？

屈光不正是指当眼球处于放松的状态时，平行光线通过眼的屈光作用后，不能在视网膜上形成清晰的物像。大家熟悉的远视和近视就属于屈光不正。其中远视在大约 1/4 的特纳综合征孩子中发生，是近视的两倍多。但由于现在数码产品的增多，学习工作的静态化，近视在特纳综合征孩子中正逐年增多。屈光不正无法预防，但可通过验光做出诊断，并可选择相应的眼镜、隐形眼镜或手术加以矫正。

❓ 99. 什么是眼球震颤？

据报道，眼球震颤在特纳综合征患者中有 9% 的发病率。它是一种不自主的、有节律性的、往返摆动的眼球运动，方向分为水平型、垂直型、旋转型等，以水平型为常见。眼球震颤不是一个独立的疾病，而是某些疾病的临床表现，常由视觉系统、眼外肌、内耳迷路及中枢神经系统的疾病引起，因此，要针对病因进行相应的治疗。

?

100. 什么是上睑下垂?

上睑下垂是指上眼睑部分或全部下垂,据报道大约有 1/5 的特纳综合征患者会出现这种症状。上睑下垂可能有很多起因,但是出生的时候就有,通常是由于上睑提肌的异常造成的。上睑下垂不但有碍美观和影响视力,先天性者还可造成重度弱视。就像大家困得不行了还得坚持完成工作或学习任务时,就会使劲睁眼,在睁眼的过程中自然会紧缩额肌,借以提高上睑缘的位置。若这种状态持续多年,导致的现象就是额皮横皱,额纹加深,眉毛高竖。双侧上睑下垂的患者,因需仰首视物,常形成一种仰头皱额的特殊姿态。

上睑下垂应及早进行矫正手术,来提高下垂的上睑,恢复正常的睑裂高度,暴露出瞳孔,扩大视野,防止弱视。总之,既能达到功能上的恢复,又能达到改善面容的目的。

?

101. 特纳综合征儿童应当如何保护眼睛?

随着电脑、电视的普及,工作、学习压力的增大,我们的"心灵之窗"也面临着巨大得挑战。在这样的环境下特纳综合征小朋友们更应该爱护自己的双眼,保持良好的用眼卫生。建议平时要避免长时间看书、写字,每隔 50 分钟休息片刻为宜;要尽量少接触对人眼产生辐射的电视、电脑、游戏机等;作息时间要有规律,睡眠要充足;注意饮食结构,营养摄取应均衡,偏食或过多摄入糖和蛋白质,都不利于视力健康;多做眼保健操,进行户外运动。

特纳综合证
与骨骼

102. 特纳综合征女孩容易出现哪些骨骼异常?

笔者在门诊看过的特纳综合征女孩中,大多数并不是奔着特纳综合征,而是因为身高问题来就诊的,可见特纳综合征的骨骼异常中身材矮小有多么普遍了。身高问题前文已介绍,此处不再赘述,那么除此之外特纳综合征女孩们还会有哪些骨骼异常问题呢?

比较常见的有短颈、肘外翻、膝外翻和第四掌骨短等。不成比例的生长会引起许多特纳综合征女孩的肢体粗短、躯体宽、相对较大的手和脚。特纳综合征女孩楔形椎体,脊柱侧弯和后凸的可能性也要比一般人群高 10%~20%,严重的会出现驼背。这些畸形目前可以用手术纠正,但是骨折和骨质疏松,就得靠特纳综合征女孩们自己努力了。

103. 什么是骨质疏松?

现在人们缺乏运动和恰当的饮食,骨质疏松很是普遍。然而特纳患者骨质疏松的发生率相比之下仍然较高,主要是因为骨骼中的钙含量不足。众所周知,钙是构成骨骼的主要物质并能够保持骨骼的强壮。如果钙含量充足,在儿童和青少年期间骨骼生长将会达到它们的最大强度,直到 30 岁左右骨骼还会持续变得结实。如果没有充足钙的参与,骨骼就达不到它们的最大强度,有时很小的外伤甚至没有外伤的情况下就能让骨骼破损或折断。这就好比骨骼内的"养老保险",年轻时钙质充足、运动得当，等你老的时候骨骼才经得起岁月的消耗，不至于打个喷嚏都骨折。

104. 如何防止骨质疏松？

"药补不如食补"，与其在骨质疏松后吃钙片，不如在日常饮食起居上多花心思。首先是食物上，中国营养协会推荐的成人每日钙摄入量为1000 mg，而调查发现大部分国人一天的饮食中大概只含 400 mg 的钙。因此，首先，我们要适当增加孩子日常饮食，如骨头汤、虾皮、牛奶、豆制品等，小白菜、油菜的钙含量也挺高。而偏食肉类会促进尿钙丢失，会使骨质流失。其次，还要注意维生素 D 的补充，因为它是促进钙吸收的好帮手，有了它钙才能被人体吸收进入骨骼。维生素 D 是最容易获得的维生素，只要晒晒太阳人体就可以自己生产。但现在的人们更愿意在室内"宅"着，大大影响了维生素 D 的合成，这样补再多的钙也于事无补。如果你已经出门来晒太阳了，何不顺便做做运动呢？运动中肌肉收缩、直接作用于骨骼的牵拉，会有助于增加骨密度。因此，适当运动对预防骨质疏松亦是有益处的。最后，要知道有无骨质疏松需要做骨密度检查，这是特纳综合征儿童需要在早期进行的一项检查。

105. 补充雌激素可以使骨骼更加强壮吗？

为了形成强壮的骨骼而不容易折断，需要雌激素治疗。雌激素在骨平衡代谢中起着重要作用，它可以促进钙的吸收和沉积。正常情况下，女性雌激素的水平随着青春期逐渐上升，绝经后雌激素水平慢慢下降，这也是更年期妇女骨质疏松好发的原因之一。大多数特纳综合征女孩雌激素都是低水平的，因此，通常要给予雌激素治疗来帮助青春期发育，在生育年龄期间要继续使用。研究表明雌激素补充疗法能够有效增加骨密度和减少骨折的发生率，而且仍是目前防治绝经后骨质丢失的有效药物。

106. 特纳综合征患者容易出现口腔问题吗？

研究发现特纳综合征患者比正常人群发生龋齿的概率要小，但牙龈炎在特纳综合征的成人患者中很常见，如果疏忽治疗，牙龈可能会积聚细菌、斑块和少量食物而感染，这可能会导致支撑牙齿骨骼的破坏，从而导致牙齿脱落。有颈蹼的孩子通常伴有小下颌、高腭弓，这使得牙齿的上下排不能正确的对齐，口腔的顶部经常高度弯曲使牙齿显得拥挤。需要畸齿矫正或者手术的方式来纠正这些问题，而7～8岁是做正畸的最佳时期。

107. 特纳综合征患儿行生长激素治疗会对牙齿健康造成不良影响吗？

因为身材矮小而接受生长激素治疗的特纳综合征儿童，关注的是可能会产生面部和牙齿骨骼的过度生长而进一步导致牙齿的问题。然而，大多数研究表明生长激素治疗不会对颌面部的生长和牙齿的校正产生明显的影响，尤其是年龄大一点的孩子。但还是建议接受生长激素治疗的每一个孩子应该定期地随访牙医，直到停止使用生长激素及所有的生长已经停止。

特 纳 综 合 证
与 认 知

108. 特纳综合征患者存在哪些脑发育的异常？

　　临床上发现很多特纳综合征患儿表现为神经精神发育延迟和认知功能损伤，经常会听到家长说孩子数学或者物理学得不好。

　　有研究表明，特纳综合征患者存在脑结构的发育异常。这种异常既有管理思维的细胞如：脑灰质、白质等的异常，也有掌管细胞和细胞间连接的胼胝体和神经元突触等的异常。特纳综合征患者出现智力和认知的降低还是和遗传密切相关。在 X 染色体上有一些基因位点主管大脑发育。Brown 等研究单体特纳综合征患者顶枕叶灰质体积萎缩。此外Marzeli 等研究特纳综合征患儿还存在中央后回灰质体积萎缩。由于这些结构都与视觉空间、计算能力、逻辑思维和运动感觉功能密切相关，因此，上述异常可能是患儿出现运动感觉功能、定向感觉、空间成形、计算能力、逻辑思维、注意力集中障碍的原因。

　　特纳综合征患者不仅存在脑结构的发育异常，自如的运用知识能力也有欠缺。比如有的特纳综合征患者，虽然自己能感觉到危险和恐惧，但不能正确理解他人的恐惧表情。

109. 特纳综合征患者存在哪些认知行为学的障碍？

　　人类大脑发育的进程中，脑白质的成熟是非常重要的组成部分。国内有学者研究发现特纳综合征患者存在左侧中央沟附近、左侧顶下小叶区域脑白质体积萎缩。O'Sullivan 等研究也发现，白质结构的完整性不仅影响患者的整体认知功能，也影响执行功能。因此，我们推测特纳综合征患者白质部分区域体积的萎缩是其认知功能和执行力障碍的重要神经机制之一，进一步的研究尚在进行中。

虽然特纳综合征患者存在上述非语言性认知功能障碍，但是国内学者研究同时发现特纳综合征患者存在大部分语言区的灰质体积增大，因此患儿无语言功能障碍：比如音韵处理、单词听力等。此外 Brown 等研究发现小脑灰质体积增加是特纳综合征患者主要的脑结构变化。小脑含有 50% 以上的神经元是学习的关键组织，这些区域灰质体积的增加，使患儿可能更多地利用语言区的神经通路来弥补其他认知功能障碍。

特纳综合征患者还有社会交往和行为学的异常。虽然她们能正常说话并表达她们的意愿，但是她们在注意力、社交技巧、日常行为、交往能力等方面较正常人差，仍不能很好地和别人交流。一句话，特纳综合征患者智商和情商都偏低。

❓ *110.* 生长激素对特纳综合征患者神经认知有何影响？

动物研究的结果显示生长激素的产物：胰岛素样生长因子（IGF-1）在大脑发育过程中发挥了重要的作用，包括在神经元损伤后的神经保护、神经再生、髓鞘化、突触形成和树突分支形成等过程中的促进作用；侏儒小鼠局部脑组织来源的生长激素和 IGF-1 在保证神经元功能的正常发育以及改善由衰老引发的认知障碍的过程中都发挥着作用。

111. 雌激素对特纳综合征患者神经认知有何影响?

首先以绝经期妇女为例:妇女绝经时雌激素水平显著下降,同时发现神经递质的合成、分泌及其受体功能受损,并存在神经突触的数量和连接减少,直接影响神经元的功能和生长。女性绝经以后卒中、认知与记忆力受损的发病率显著增加。可以推断,特纳综合征患者终身处于低雌激素甚至无雌激素分泌的状态,这种持续的低雌激素状态可能通过神经–内分泌途径影响特纳综合征患者的神经认知功能。

有关雌激素对特纳综合征患者神经认知的报道也逐渐展开。国外学者应用雌二醇替代疗法治疗10～12岁的特纳综合征患者,发现该组儿童非语言的反应能力较安慰剂组快,替代治疗后特纳综合征患者的工作记忆能力得到改善。有数据表明,生长激素联合儿童期超低剂量雌激素治疗可以改善生长以及特纳综合征患儿的认知功能,但是雌激素替代治疗的最佳年龄、剂量、替代的持续时间还需要进一步的研究。

112. 特纳综合征患者神经认知异常该如何治疗呢?

特纳综合征患者伴有大脑发育和神经认知的异常,而基因遗传、生长激素、雌激素等因素对特纳综合征患者大脑发育和神经认知功能有重要影响。目前对于神经认知功能障碍的诊疗体系尚不完善。有学者提出的生长激素联合儿童期小剂量雌激素的治疗为我们提供了新思路，但是其临床应用有待进一步研究观察。当患儿正处于学习期时，进行一定的认知功能障碍的康复训练也是大有裨益的。

附表

附表1 0~18岁儿童身高、体重的百分位数标准值（2005年）

年龄（岁）	男						女					
	体重（kg）			身高（cm）			体重（kg）			身高（cm）		
	P_3	P_{50}	P_{97}	P_3	P_{50}	P_{97}	P_3	P_{50}	P_{97}	P_3	P_{50}	P_{97}
0.0	2.62	3.32	4.12	47.1	50.4	53.8	2.57	3.21	4.04	46.6	49.7	53.0
0.5	6.80	8.41	10.37	64.0	68.4	73.0	6.34	7.77	9.59	62.5	66.8	71.2
1.0	8.16	10.05	12.37	71.5	76.5	81.8	7.70	9.40	11.57	70.0	75.0	80.2
1.5	9.19	11.29	13.90	76.9	82.7	88.7	8.73	10.65	13.11	76.0	81.5	87.4
2.0	10.22	12.54	15.46	82.1	88.5	95.3	9.76	11.92	14.71	80.9	87.2	93.9
2.5	11.11	13.64	16.83	86.4	93.3	100.5	10.65	13.05	16.16	85.2	92.1	99.3
3.0	11.94	14.65	18.12	89.7	96.8	104.1	11.50	14.13	17.55	88.6	95.6	102.9
3.5	12.73	15.63	19.38	93.4	100.6	108.1	12.32	15.16	18.89	92.4	99..4	106.8
4.0	13.52	16.64	20.71	96.7	104.1	111.8	13.10	16.17	20.24	95.8	103.1	110.6
4.5	14.37	17.75	22.24	100.0	107.7	115.7	13.89	17.22	21.67	99.2	106.7	114.7
5.0	15.26	18.98	24.00	103.3	111.3	119.6	14.64	18.26	23.14	102.3	110.2	118.4
5.5	16.09	20.18	25.81	106.4	114.7	123.3	15.39	19.33	24.72	105.4	113.5	122.0
6.0	16.80	21.26	27.55	109.1	117.7	126.6	16.10	20.37	26.30	108.1	116.6	125.4
6.5	17.53	22.45	29.57	111.7	120.7	129.9	16.80	21.44	27.96	110.6	119.4	128.6
7.0	18.48	24.06	32.41	114.6	124.0	133.7	17.58	22.64	29.89	113.3	122.5	132.1
7.5	19.43	25.72	35.45	117.6	127.1	137.2	18.39	23.93	32.01	116.0	125.6	135.5
8.0	20.32	27.33	38.49	119.6	130.0	140.4	19.20	25.25	34.23	118.5	128.5	138.7
8.5	21.18	28.91	41.49	122.3	132.7	143.6	20.05	26.67	36.69	121.0	131.3	141.9
9.0	22.04	30.46	44.35	124.6	135.4	146.5	20.93	28.19	39.41	123.3	134.1	145.1
9.5	22.95	32.09	47.24	126.7	137.9	149.4	21.89	29.87	42.51	125.7	137.0	148.5
10.0	23.89	33.74	50.01	128.7	140.2	152.0	22.98	31.76	45.97	128.3	140.1	152.0
10.5	24.96	35.58	52.93	130.7	142.6	154.9	24.22	33.80	49.59	131.1	143.3	155.6
11.0	26.21	37.69	56.07	132.9	145.3	158.1	25.74	36.10	53.33	134.2	146.6	159.2

年龄	男						女					
(岁)	体重（kg）			身高（cm）			体重（kg）			身高（cm）		
	P_3	P_{50}	P_{97}	P_3	P_{50}	P_{97}	P_3	P_{50}	P_{97}	P_3	P_{50}	P_{97}
11.5	27.59	39.98	59.40	135.3	148.4	161.7	27.43	38.40	56.67	137.2	149.7	162.1
12.0	29.09	42.49	63.04	138.1	151.9	166.0	29.33	40.77	59.64	140.2	152.4	164.5
12.5	30.74	45.13	66.81	141.1	155.6	170.2	31.22	42.89	61.86	142.9	154.6	166.3
13.0	32.82	48.08	70.83	145.0	159.5	174.2	33.09	44.79	63.45	145.0	156.3	167.6
13.5	35.03	50.85	74.33	148.8	163.0	177.2	34.82	46.42	64.55	146.7	157.6	168.6
14.0	37.36	53.37	77.20	152.3	165.9	179.4	36.38	47.83	65.36	147.9	158.6	169.3
14.5	39.53	55.40	79.24	155.3	168.1	181.0	37.71	48.97	65.93	148.8	159.4	169.8
15.0	41.43	57.08	80.60	157.5	169.8	182.0	38.73	49.82	66.30	149.5	159.8	170.1
15.5	43.05	58.39	81.49	159.1	171.0	182.8	39.51	50.45	66.55	149.9	160.1	170.3
16.0	44.28	59.35	82.05	159.9	171.6	183.2	39.96	50.81	66.69	149.8	160.1	170.3
16.5	45.30	60.12	82.44	160.5	172.1	183.5	40.29	51.07	66.78	149.9	160.2	170.4
17.0	46.04	60.68	82.70	160.9	172.3	183.7	40.44	51.20	66.82	150.1	160.3	170.5
17.5	46.61	61.10	82.88	161.1	172.5	183.8	40.58	51.31	66.86	150.3	160.5	170.6
18.0	47.01	61.40	83.00	161.3	172.7	183.9	40.71	51.41	66.89	150.4	160.6	170.7

注：3 岁之前测卧位身长，3 岁之后（包含 3 岁）测立位身高；表中年龄为整岁龄，如 0.5 指半岁（即 6 月龄），7.5 岁为 7 岁半整

附表 2　我国 6 市城乡 7～16 岁女生各年龄组身高、体重、BMI 百分位数分布（2005 年）

年龄	P_5	P_{10}	P_{25}	P_{50}	P_{75}	P_{85}	P_{90}	P_{95}	P_5	P_{10}	P_{25}	P_{50}	P_{75}	P_{85}	P_{90}	P_{95}	P_5	P_{10}	P_{25}	P_{50}	P_{75}	P_{85}	P_{90}	P_{95}
7	112.7	114.6	118.0	122.0	125.7	127.8	129.5	132.4	18.0	19.0	20.5	23.0	26.2	28.6	30.5	33.6	13.3	13.6	14.5	15.4	16.9	18.0	18.9	20.8
8	116.5	118.3	122.5	127.0	132.0	134.6	136.7	139.6	19.9	20.5	22.2	25.0	29.4	32.8	34.5	39.2	13.5	13.9	14.6	15.6	17.3	18.5	19.7	21.3
9	121.2	123.5	127.0	132.4	138.0	140.7	142.8	145.8	21.4	22.5	25.0	28.0	33.0	35.6	38.5	43.9	13.5	14.1	14.9	16.0	17.6	19.0	20.1	22.5
10	125.5	128.5	133.0	138.5	144.4	147.5	150.0	153.0	23.5	24.5	27.9	31.6	38.0	42.0	45.8	52.4	13.7	14.3	15.2	16.5	18.7	20.4	21.5	23.7
11	130.5	134.0	139.0	145.0	151.0	154.0	156.0	158.3	26.0	27.6	31.0	36.2	43.7	48.4	52.1	57.7	14.1	14.7	15.7	17.3	19.6	21.4	22.7	25.0
12	137.4	140.5	146.2	152.1	157.1	159.6	161.0	163.5	29.2	31.7	36.0	41.3	48.7	53.8	57.2	65.0	14.6	15.1	16.3	17.9	20.4	22.2	23.4	25.7

年龄	P_5	P_{10}	P_{25}	P_{50}	P_{75}	P_{85}	P_{90}	P_{95}	P_5	P_{10}	P_{25}	P_{50}	P_{75}	P_{85}	P_{90}	P_{95}	P_5	P_{10}	P_{25}	P_{50}	P_{75}	P_{85}	P_{90}	P_{95}
13	143.0	146.5	151.9	156.0	160.3	162.4	164.0	166.1	33.3	36.0	40.0	46.0	52.0	57.0	60.9	66.0	15.2	15.9	17.0	18.6	20.9	22.7	23.9	26.1
14	148.0	150.0	153.7	157.5	161.4	163.3	165.0	167.0	37.5	40.0	43.2	48.0	53.8	58.0	61.0	67.0	15.9	16.5	17.7	19.3	21.4	22.8	23.9	26.1
15	148.0	150.5	154.0	158.0	162.0	164.0	165.4	167.7	39.4	41.3	44.5	49.0	54.2	58.0	61.8	67.6	16.3	16.9	18.2	19.6	21.5	22.9	24.0	25.7
16	148.0	150.6	154.0	158.0	162.0	164.6	166.0	168.9	40.0	42.0	45.5	49.5	55.3	59.7	63.0	70.9	16.6	17.3	18.5	20.1	21.8	23.1	24.8	27.1

附表3　我国6市城乡7～16岁男生各年龄组身高、体重、BMI百分位数分布（2005年）

年龄	P_5	P_{10}	P_{25}	P_{50}	P_{75}	P_{85}	P_{90}	P_{95}	P_5	P_{10}	P_{25}	P_{50}	P_{75}	P_{85}	P_{90}	P_{95}	P_5	P_{10}	P_{25}	P_{50}	P_{75}	P_{85}	P_{90}	P_{95}
7	114.1	116.0	119.0	123.0	127.3	129.8	131.6	134.4	19.3	20.0	21.6	24.0	27.9	30.5	33.5	37.2	13.9	14.2	15.0	15.9	17.5	18.7	19.8	21.6
8	116.9	119.0	123.5	128.0	132.2	135.0	136.6	139.6	20.5	21.0	23.5	26.2	31.1	34.1	36.7	42.5	13.9	14.3	15.1	16.2	18.0	19.7	21.0	22.9
9	121.5	123.3	127.5	132.5	137.2	140.5	142.5	145.5	22.0	23.3	25.5	28.5	34.5	39.0	42.5	48.4	14.2	14.4	15.3	16.5	18.6	20.9	22.3	24.6
10	125.8	128.0	132.3	137.6	143.5	146.5	148.5	151.6	24.0	25.9	28.5	32.5	40.3	46.0	50.0	56.7	14.3	14.9	15.8	17.2	20.2	22.3	23.9	26.2
11	130.4	133.0	137.5	143.1	149.0	152.4	154.9	158.5	26.8	28.0	31.4	36.0	45.0	51.5	55.5	63.0	14.6	15.2	16.1	17.8	21.0	23.2	24.2	26.6
12	135.0	138.0	143.1	150.2	157.2	161.5	163.8	167.4	29.0	31.0	35.0	41.4	50.0	57.1	61.0	71.0	14.8	15.4	16.5	18.0	21.1	23.4	24.8	27.5
13	140.8	144.5	150.2	158.0	164.7	168.0	170.0	172.8	32.0	34.5	40.0	47.5	57.0	63.0	68.9	77.0	15.2	15.9	17.0	18.7	21.5	23.8	25.8	28.7
14	148.9	152.5	158.5	164.5	169.5	172.0	173.5	176.9	38.0	41.0	45.4	52.0	60.6	68.5	73.0	81.0	15.8	16.4	17.5	19.3	21.9	24.3	25.9	28.0
15	153.0	156.5	161.8	166.5	172.0	174.0	176.0	178.5	40.0	43.0	48.0	54.6	62.1	70.0	75.4	84.2	16.0	16.6	17.8	19.4	21.7	24.2	26.0	29.0
16	157.0	160.0	164.5	169.5	174.0	174.0	176.4	180.3	44.5	47.0	45.5	52.0	67.0	73.8	80.0	88.7	16.6	17.1	18.3	20.2	22.7	25.3	27.0	30.2